乳腺医学图像处理

刘小明 著

科学出版社
北京

版权所有，侵权必究

举报电话：010-64030229；010-64034315；13501151303

内 容 简 介

本书较系统地介绍了计算机辅助乳腺疾病检测与诊断的技术。全书共四个部分，十三个章节。首先简要介绍了乳腺癌疾病的发病情况和乳腺疾病在钼靶 X 射线图像上的征象，然后针对三种最常见的异常表现，即微钙化、肿块与结构扭曲，结合数字图像处理和机器学习技术，分别介绍了相关的图像增强、计算机辅助检测与良恶性识别方法。达到了对乳腺疾病计算机辅助检测与诊断相关问题较全面的介绍。

本书层次分明，内容详实。可作为高等院校计算机科学等专业的低年级研究生或高年级本科生的技术资料，对从事医学图像处理和模式识别研究与应用的广大科技人员也具有参考价值。

图书在版编目（CIP）数据

乳腺医学图像处理/刘小明著．—北京：科学出版社，2016.11
ISBN 978-7-03-050513-2

Ⅰ.①乳…　Ⅱ.①刘…　Ⅲ.①乳腺癌-影象诊断-研究　Ⅳ.①R737.904

中国版本图书馆 CIP 数据核字（2016）第 267777 号

责任编辑：张颖兵　杜　权/责任校对：肖　婷
责任印制：徐晓晨 / 封面设计：苏　波

科学出版社 出版
北京东黄城根北街 16 号
邮政编码：100717
http://www.sciencep.com

北京虎彩文化传播有限公司 印刷
科学出版社发行　各地新华书店经销
*

开本：B5（720×1000）
2016 年 11 月第 一 版　印张：13 3/4
2018 年 6 月第二次印刷　字数：275 000
定价：70.00 元
（如有印装质量问题，我社负责调换）

前　言

现代医学影像技术的发展极大地改变了传统医学的诊断与治疗方式。在临床需求的推动下，随着医学成像技术的快速发展与成像设备的普及，大量的医学图像正在持续不断地产生。在现代化医院中，超过70%的诊断与治疗信息来源于医学图像。

一方面，各种医学影像给医生提供了关于病变组织和器官的解剖、功能、甚至分子细胞级别的信息，可以为临床诊断、治疗决策及治疗效果评价提供更加丰富的参考。

另一方面，随着大量医学图像的出现，如何不被这些数据淹没，快速高效地从这些图像中提取出疾病相关信息，给医生的临床实践也提出了更高的要求。图像的重建算法，医学图像的分割、配准、可视化和交互，都需要计算机技术的支持。

医学图像处理是临床医学、计算机学科、物理学、数学等的交叉学科。近几十年来引起了众多科研单位与研究者的关注，我国自然科学基金委员会等也常年资助许多相关的科研项目。有多个相关的国际权威期刊和高级别的国际会议，例如 IEEE Transactions on Medical Imaging，Medical Image Analysis，IEEE Transactions on Biomedical Engineering，International Conference on Medical Image Computing and Computer Assisted Intervention（MICCAI），Information Processing in Medical Imaging（IPMI），IEEE International Symposium on Biomedical Imaging（ISBI）等，特别是 MICCAI 从 2007 年开始，每年举行多个医学图像处理问题的竞赛，整理提供了大量与临床问题相关的图像数据，极大地减少了数据获取问题的障碍。

乳腺癌是全世界女性最常见的恶性肿瘤之一，早期诊断与治疗可有效提高乳腺癌患者治愈率和降低死亡率。全球许多国家开展了乳腺癌的筛查工作。在多种成像技术中，与 CT、MRI 和超声相比，钼靶 X 射线摄影具有成像清晰直观、定位准确，操作简便快捷，价格较低等优势，是乳腺疾病筛查的首选方法。美国癌症协会建议年龄在 40~49 岁之间的妇女每隔两年进行一次乳腺钼靶 X 射线检查，49 岁之后每隔一年检查一次，我国的医学专家也建议中老年妇女每隔两到三年进行一次乳腺钼靶 X 射线检查,这样需要进行筛查的乳腺 X 射线图像会给影像科医生带来繁重的读片负担。

如何减轻影像科医生的工作强度,同时提高乳腺癌检查的准确率,尤其是降低乳腺癌真阳性病例的遗漏率成为计算机图像处理专家需要解决的问题。在这样的需求下,计算机辅助乳腺疾病诊断技术得到了广泛的应用,并成为医学图像处理研究的热点之一。计算机辅助乳腺疾病检测和诊断综合应用了数字图像处理、模式识别和机器学习等技术。

本书是作者多年医学图像处理研究工作的积累,共分为四个部分。

第一部分是乳腺癌疾病及影像学诊断概述,首先简要介绍乳腺癌全球及我国的发病情况,然后介绍了乳腺癌致病因素及钼靶 X 射线图像上乳腺癌的征象。

第二部分内容围绕钙化异常的分析,介绍了 3 种钙化异常图像增强技术,包括基于 Laplacian 金字塔技术、离散余弦变换、小波变换技术的图像增强技术,和一种结合聚类与支持向量机分类器的钙化自动检测技术。

第三部分内容围绕肿块异常展开,首先介绍了几种相关通用技术,然后分别介绍了一种基于标记分水岭和水平集方法的肿块分割技术,一种基于窄带水平集和支持向量机的肿块自动检测,和两种肿块良恶性识别方法,分别是结合互信息特征选择与支持向量机的方法与基于 L21 范式的 Twin 支持向量机方法。

第四部分围绕结构扭曲异常展开,介绍了一种基于多 TBSV-RFE 特征选择的结构扭曲检测方法和基于迁移学习的结构扭曲识别方法。

本书是在国家自然科学基金资助项目(项目编号:61403287)和湖北省教育厅科学研究计划重点项目(D20131101)的资助下完成的,在此,表示衷心感谢;感谢武汉科技大学计算机科学与技术学院对本书的支持;感谢研究小组唐金山教授、刘俊副教授、硕士生喻杰、梅明、朱婷、翟蕾蕾等对本书的帮助。

由于作者水平有限以及时间紧迫,对本书的遗漏或不当之处,敬请读者批评指正。

刘小明

2016 年于武汉

目 录

第一部分 乳腺癌疾病及影像学诊断概述

第1章 概述 ··· 2
1.1 乳腺癌疾病概述 ··· 2
1.2 计算机辅助乳腺癌检测概述 ··· 5
1.3 内容安排 ·· 6

第2章 乳腺癌致病因素及诊断 ··· 8
2.1 乳腺癌致病因素简述 ··· 8
2.2 乳腺癌的筛查与诊断 ··· 9
2.3 钼靶X射线图像上乳腺癌的征象 ·· 10
2.4 病变的评估 ··· 13

第二部分 乳腺图像钙化异常增强与检测

第3章 基于拉普拉斯金字塔的图像增强 ···································· 19
3.1 引言 ·· 19
3.2 钙化增强算法 ·· 20
3.3 实验结果 ·· 23

第4章 基于离散余弦变换的图像增强 ······································· 25
4.1 引言 ·· 25
4.2 理论基础 ·· 26
4.3 基于DCT域的图像增强算法 ··· 29
4.4 实验结果 ·· 31

第5章 基于小波的乳腺癌图像增强 ·· 34
5.1 引言 ·· 34
5.2 直接对比度增强算法 ··· 35
5.3 实验结果和结论 ··· 39

第6章 结合聚类与支持向量机的钙化检测 ································· 43
6.1 引言 ·· 43

6.2 相关技术简介 ·· 45
6.3 提出的方法 ·· 50
6.4 检测结果及分析 ·· 56

第三部分 肿块异常分割、检测与良恶性识别

第 7 章 相关技术介绍 ·· 68
7.1 引言 ·· 68
7.2 水平集分割方法 ·· 70
7.3 特征提取 ·· 72
7.4 基于互信息的特征选择 ···································· 79
7.5 SVM 分类器 ··· 80

第 8 章 基于标记分水岭和水平集算法的肿块分割 ············ 82
8.1 引言 ·· 82
8.2 理论基础 ·· 83
8.3 基于标记分水岭和水平集算法的肿块分割算法 ···· 86
8.4 实验结果 ·· 87
8.5 算法评价 ·· 89

第 9 章 基于窄带水平集和支持向量机的肿块检测 ············ 91
9.1 引言 ·· 91
9.2 初始检测和分割 ·· 94
9.3 基于窄带法的活动轮廓分割 ······························ 96
9.4 减少误检率 ·· 101
9.5 数据集 ··· 104
9.6 实验结果 ·· 105

第 10 章 基于互信息特征选择与支持向量机的肿块良恶性识别 ········ 117
10.1 简介 ··· 117
10.2 算法 ··· 118
10.3 实验结果 ·· 127

第 11 章 基于 L21 范式双支持向量机的肿块良恶性识别 ······ 138
11.1 引言 ··· 138
11.2 研究背景 ·· 140

11.3　提出的 TWSVML21 ……………………………………………… 141
　　11.4　在肿块良恶性分类中的应用 ………………………………… 148
　　11.5　实验结果 ……………………………………………………… 151

第四部分　结构扭曲检测及识别

第 12 章　基于多 TBSVM-RFE 的结构扭曲检测 ………………………… 162
　　12.1　引言 …………………………………………………………… 162
　　12.2　方法 …………………………………………………………… 163
　　12.3　实验结果 ……………………………………………………… 175
第 13 章　基于迁移学习的乳腺 X 射线图像中结构扭曲异常识别 ……… 183
　　13.1　引言 …………………………………………………………… 183
　　13.2　方法 …………………………………………………………… 185
　　13.3　实验结果 ……………………………………………………… 190
参考文献 ……………………………………………………………………… 196

第一部分

乳腺癌疾病及影像学诊断

第1章 概 述

本章简介乳腺癌发病情况，钼靶 X 射线图像上计算机辅助检测与诊断概述及本文的内容安排。

1.1 乳腺癌疾病概述

乳腺癌是女性常见的恶性肿瘤之一，据世界卫生组织统计，2012年全球女性乳腺癌新发病例达168万，其中约有52万妇女死于乳腺癌，占所有女性恶性肿瘤死亡率的14.7%[1]。欧美发达国家的乳腺癌发病率和死亡率均高于其他国家。图1.1显示了亚洲与其他几个国家近几十年来的发病率，表1.1显示了部分女性乳腺癌发病和死亡情况。

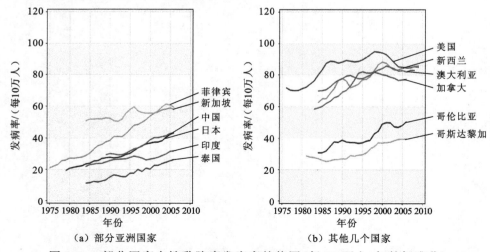

图1.1 部分国家女性乳腺癌发病率趋势图（每10万人，年龄标准化）

表 1.1 部分区域女性乳腺癌发病和死亡情况（2012 年全球肿瘤流行病统计数据）

区域	发病率		死亡率	
	人数	年龄标准化（每 10 万人）	人数	年龄标准化（每 10 万人）
全球	1 671 149	43.1	521 907	12.9
发达国家	788 200	73.4	197 618	15.4
发展中国家	882 949	31.3	324 289	14.3
法国	48 763	89.7	11 933	16.4
英国	52 399	95.0	11 679	17.1
美国	232 714	92.9	43 909	14.9
新加坡	2 524	65.7	628	15.5
中国	187 213	22.1	47 984	5.4
印度	144 937	25.8	70 218	12.7
日本	55 710	51.5	13 801	9.8

近 50 年来，全世界范围内女性乳腺癌疾病的发病率和死亡率始终呈上升状态。亚洲女性的乳腺癌发病率较低，但从 20 世纪 70 年代起，亚洲乳腺癌发病率随着地区生活水平的提高呈现上升趋势，尤其是新加坡、日本和我国沿海地区。亚洲女性乳腺癌发病的增长趋势已明显高于欧美国家，成为上升幅度最大的地区。

虽然目前中国乳腺癌发病率低，但从 20 世纪 90 年代以来，中国的乳腺癌发病率增长速度是全球平均增速的两倍多，特别是城市地区。国内主要城市近 10 年来乳腺癌的发病率上升了 37％，城市女性发病率高于农村女性，社会高阶层女性发病率高于低阶层女性。中国全年检出乳腺癌人数是欧洲的一半，与美国基本相当。乳腺癌以往多发生在 30～60 岁的中老年女性中，目前 20 岁左右的年轻女性也呈多发趋势。迄今为止，科学家尚未确切地获知乳腺癌的发病机理，尽管已知一些基因、环境和生活方式对乳腺癌的发病会有一定影响，但 60％ 以上的乳腺癌并不存在明显的诱因[2]。

据统计，在我国每年约有 19 万女性患上乳腺癌疾病，其中约有 4.8 万名女性因为乳腺癌疾病致死，虽然我国乳腺癌的整体发病率和欧美国家尚有一定的距离，但死亡率却已经连续上升，死亡的绝对人数同西方国家不相上下。

在20世纪90年代以后,由于钼靶X射线摄影、超声诊断、磁共振(MRI)等影像学检测技术的广泛应用,大量早期的乳腺癌患者被及时发现并得到了及时地治疗,欧美等发达国家的乳腺癌死亡率有了显著的下降。图1.2显示了钼靶X射线、超声和磁共振成像的图像。在目前对乳腺癌早期预防尚无良策的情况下,乳腺癌疾病的早期诊断显得尤为重要,早期诊断是提高乳腺癌患者治愈率和降低死亡率的最有效途径,寻找有效的乳腺癌普查和早期确诊的方法成为众多研究人员研究的目标。

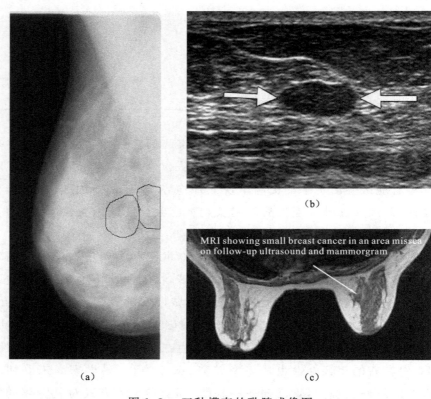

图1.2 三种模态的乳腺成像图

(a)钼靶X射线图像,图中显示了微钙化异常;

(b)超声图像,箭头处是肿块异常;

(c)MRI图像,箭头处显示的是在X射线和超声中被忽略的小癌变。

1.2 计算机辅助乳腺癌检测概述

在目前所采用的医学影像技术中,采用低剂量 X 射线的钼靶成像技术是早期乳腺癌发现中有效的工具,已成为临床上女性乳腺癌疾病最常用的检测手段。乳腺钼靶 X 射线摄影的操作原理是将乳房的三维结构投影为二维图像平面,这种技术能够较好的突出病变区域,价格低,简单实用,对女性身体的损害较小,成为适龄妇女进行乳腺癌筛查的首选[3]。

X 射线摄影诊断乳腺癌的主要影像依据包括形态是否规则、毛刺边缘阴影的密度情况、节段性或线样分布的细线状和分支状阴影等。钼靶 X 射线摄影具有操作简便、图像清晰、对比度适中、废片少、重拍率低、可数字化存储等多种优点,因此适合作大规模的推广应用,在后期处理应用上,钼靶 X 射线摄影拍摄出来的图像能够黑白翻转、局部放大、整体放大、对比度及频率处理等,极大地丰富了诊断信息。钼靶摄影在发现钙化方面,与 B 超、CT、磁共振成像(MRI)等检查手段相比,有其相对的优势。及时发现乳腺钙化并判断其是否有恶化倾向是早期乳腺癌诊断的关键技术之一,在乳腺普查中,如果能够尽早地发现乳腺钙化的出现,就能够将无症状女性及高危人群的乳腺癌尽早检出,从而及时地采取相应措施制止疾病的进一步发展,因此对降低乳腺癌的危害有着极其重要的意义。

美国癌症协会建议,年龄在 40～49 岁之间的妇女每两年进行一次乳腺钼靶 X 射线检查,49 岁之后每年检查一次。我国的医学专家也建议中老年妇女每隔两到三年进行一次乳腺钼靶 X 射线检查,按照这样的趋势发展,未来我国需要进行筛查的乳腺 X 射线图像会给影像科医生带来繁重的读片负担,即使采用最新的钼靶 X 射线成像技术。

尽管这种技术已经能够使钼靶图像变得非常清晰、灰度层次也很分明,但是由于将三维的组织结构投射到二维平面上,导致平面外结构相互叠加,从而掩盖了癌症病变,也会使得医生对图像的检查变得困难,尤其是针对致密性乳房的结构组织,更容易使得癌症病变在投影上变得模糊。乳腺结构的复杂性和异常的隐秘性依然让放射学家们头疼,如果连续阅读大量的图像难免出现视觉疲劳,从而漏过重要的乳腺癌病症。研究表明钼靶图像对癌症的诊断假阳性率为10%～30%。X射线摄影出现假阴性的原因主要包括[4]肿瘤病灶区过小、乳腺腺体密度过大导致肿块病灶区被覆盖以及一些特殊类型的乳腺癌等,这些原因都很容易造成漏诊。

如何能够减轻影像科医生的工作劳动强度,同时提高乳腺癌检查的准确率,尤其是降低乳腺癌真阳性病例的遗漏率成为计算机图像处理专家需要解决的问题。在这样的需求下,计算机辅助诊断(computer-aided diagnosis)技术[5,6]得到了广泛的应用,并成为医学影像学研究的热点之一,通过计算机提供辅助诊断结论给放射科医生,由他们做出最终判断,帮助放射科医生将注意力集中在重要的信息上,又避免了误诊和漏诊,大大提高医生工作效率的同时也缓解了他们的劳动强度。

目前国际上已经有一些商用产品,例如R2公司的The Image Checker DX System是最早通过美国食品药品管理局认证的商业化计算机辅助产品,此类设备还有iCAD公司的MammoReader等,一些著名的医学影像设备厂商如美国通用、德国西门子等公司也有相应的设备,如GE的Senographe 2000D系统。2008年,我国东软医疗系统公司研制的MammoCAD获得国家食品药品监督管理局SFDA认证,成为我国首个具有自主知识产权、更适合亚洲人特质的乳腺癌CAD产品,该产品可以对乳腺的钙化簇与肿块进行检测。诸多CAD产品的出现都证明了CAD技术在医学领域的重要性。

计算机辅助乳腺癌诊断的目的是运用高级的图像处理、模式识别与机器学习算法,探测到人眼不能看清的早期肿瘤细微异常结构变化,从而提高乳腺癌的早期检出率和准确率。

经过多年的研究与发展,学者们已经建立了多个大型乳腺图像数据集,例如南佛罗里达大学数字乳腺图像数据库DDSM[7]、英国的MiniMia[8]、葡萄牙的INbreast[9]和BCDR[10]等,大数据集的建立为采用模式识别与机器学习的方法进行乳腺癌的检测与诊断研究奠定了基础。

1.3 内容安排

本书围绕钼靶X射线乳腺图像的异常自动检测与识别技术,内容分为4

部分。第一部分是乳腺癌疾病及影像学诊断概述，这部分包含2章，第1章（即本章）简要介绍乳腺癌全球的发病情况，第2章简要介绍乳腺癌致病因素及钼靶X射线图像上乳腺癌的征象。第2部分内容围绕钙化异常的分析，包含4章，介绍钙化异常图像增强技术（第3,4,5章）和一种钙化自动检测技术（第6章）。第3部分内容围绕肿块异常展开，首先介绍几种相关通用技术（第7章），然后介绍一种肿块分割技术（第8章），肿块自动检测（第9章），肿块良恶性识别（第10,11章）。第4部分围绕结构扭曲异常展开，介绍结构扭曲检测（第12章）和结构扭曲识别（第13章）。

第 2 章 乳腺癌致病因素及诊断

本章简要介绍乳腺癌的病理学基础以及该疾病在 X 射线下的表现。主要内容包括乳腺癌致病因素简介、乳腺癌的筛查与诊断、钼靶 X 射线图像上乳腺癌的病症、BI-RADS 评估等 4 个部分。

2.1 乳腺癌致病因素简述

乳腺癌同其他肿瘤疾病一样,它真正的发病原因还不太确定。一般认为主要受内源性因素和外源性因素两方面影响[11, 12]。

内源性因素主要包括遗传因素和内分泌因素。

遗传因素:有乳腺癌家族史的妇女,其乳腺癌的发病几率为一般妇女的 2～3 倍;有双侧乳腺癌家族史的妇女,发病概率是正常妇女的 6～9 倍。这种病症的易患倾向不仅与母系有关,也与父系有关。

遗传性乳腺癌基因检测标准部分摘录如下[12]:

(1) 具有血缘关系的亲属中有 BRCA1/BRCA2 基因突变的携带者。

(2) 符合以下 1 个或多个条件的乳腺癌患者:①发病年龄 ≤ 45 岁;②发病年龄 ≤ 50 岁并且有 1 个具有血缘关系的近亲也为发病年龄 ≤ 50 岁的乳腺癌患者;③单个个体患 2 个原发性乳腺癌,并且首次发病年龄 ≤ 50 岁;④发病年龄不限,同时 2 个或 2 个以上具有血缘关系的近亲患有任何发病年龄的乳腺癌;⑤具有血缘关系的男性近亲患有乳腺癌。

(3) 男性乳腺癌患者。

(4) 具有以下家族史:①有血缘关系的一级或二级亲属中符合以上任

何条件;②有血缘关系的三级亲属中有2个或2个以上乳腺癌患者(至少有1个发病年龄≤50岁)。

美国影星安吉丽娜·朱莉的BRCA1基因突变检测呈阳性,其母亲在56岁时因卵巢癌去世,医生告知她患乳腺癌的概率大约是87%,她于2013年37岁时进行了乳腺切除,将乳腺癌的患病概率降至5%以下。

内分泌因素[11]:乳腺是女性性激素(主要是雌激素和孕激素)的靶器官,女性激素的合成、代谢所产生的各种关键酶在乳腺癌发生和发展过程中起着非常重要的作用。根据相关报告,乳腺癌组织中的芳香化酶活性比正常组织外周血液高数十倍。雌激素被认为是刺激乳腺组织分裂增殖的重要因子,通常避孕药物中雌、孕激素的比例失调会对敏感乳腺组织产生异常刺激和累积效应;过高的雌激素水平对绝经妇女乳腺组织的持续刺激,可能是导致部分妇女患乳腺癌的高发因素。

外源性因素:主要包括病毒,饮食和生活习惯。

病毒:近年来通过大量临床实验研究表明,病毒和某些人类乳腺癌可能有密切关系,但是迄今尚未能在肿瘤组织中分理出完整的病毒颗粒与基因序列。

饮食、生活方式:乳腺癌的发生与营养摄入量和肥胖体质有关。通过相关调查发现,不同国家地区乳腺癌发生率的差异和营养因素,特别是摄入脂肪总量较高有关。高脂肪饮食将诱导血浆催乳激素升高,这可能加速儿童期生长发育,提早性成熟,使乳腺上皮较早暴露于雌激素及催乳素之中,从而增加癌变几率。

2.2 乳腺癌的筛查与诊断

乳腺癌的筛查与临床诊断方法主要分成触摸式检查、影像学检查和组织细胞学检查三大类。

乳腺触摸式检查单独作为乳腺癌筛查方法的效果不确定,尚无证据显示其可以提高乳腺癌早期诊断率和降低死亡率,通常将触摸式诊断作为乳腺筛查的联合检查措施。影像学检查指利用乳腺X射线、超声、MRI等成像技术的非手术式检查。组织学检查通常是在已经具有疑似发现后,在乳腺X

射线、超声和 MRI 影像引导下进行乳腺组织病理学检查(简称活检),属于一种有创伤的检查,不适用于乳腺癌的筛查。

钼靶乳腺成像技术是当前影像学诊断中发现早期乳腺癌最可靠且有效的工具之一,是一种采用低剂量 X 射线检查妇女的乳房从而帮助诊断妇女乳腺疾病的技术。乳腺 X 射线检查对降低 40 岁以上妇女乳腺癌死亡率的作用已经得到了国内外大多数学者的认可。检查时每侧乳房常规应摄两个体位,头足轴(CC)位和侧斜(MLO)位。乳腺 X 射线影像要经过两位以上专业放射科医师独立阅片。乳腺 X 射线对年轻致密乳腺组织穿透力较差,一般不建议对 40 岁以下且无明确乳腺癌高危因素或无临床可疑因素的妇女进行乳腺 X 射线检查。乳腺超声检查可作为乳腺 X 射线筛查的联合检查措施。与西方国家女性不同的是,我国女性乳腺癌发病率高峰较早,乳腺相对致密,超声可作为乳腺筛查的辅助手段。MRI 检查通常仅作为对乳腺 X 射线检查或超声检查发现的疑似病例的补充检查措施,对设备要求高,价格贵并且耗时间,不适合作为普查的手段。

2.3 钼靶 X 射线图像上乳腺癌的征象

参照美国放射学会制定的乳腺影像报告和数据系统 BI-RADS(breast imaging reporting and data system),钼靶乳腺图像中乳腺癌主要表现为钙化(calcification)、肿块(mass)和结构扭曲(architectural distortion)异常等[12]。图 2.1 为钙化、肿块和结构扭曲异常的例子图。

2.3.1 钙化

钙化主要是组织中钙盐的沉积物,这种沉积的产生过程可能是良性的也可能是恶性的。钙化灶的尺寸范围一般为 0.1～1 mm 之间,平均直径为 0.3 mm。对钙化的描述可从形态和分布两方面进行。

1. 形态表现

(1) 粗大颗粒状钙化:全部出现在良性病变中,主要多见于乳腺增生,

第一部分　乳腺癌疾病及影像学诊断概述

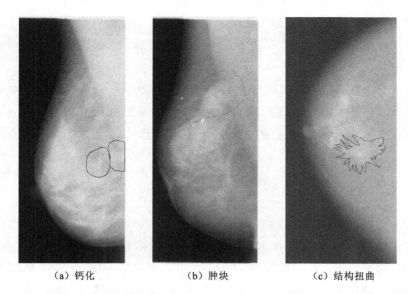

（a）钙化　　　　　　（b）肿块　　　　　　（c）结构扭曲

图 2.1　钼靶 X 射线图像上的异常征象，多边形折线是医生标注的轮廓

散布于圆形粗大钙化，是由于长期的乳腺增生导致的纤维化，由于密度较正常组织高很多，所以在影像学上显示为钙化灶。

（2）粗大爆米花样钙化：粗大（> 2 mm）的爆米花样钙化是乳腺纤维瘤的特征，3% 的病例可见粗大不规则的钙化，其可位于肿块的边缘部位或中心，钙化逐渐发展，相互融合而成为大块钙化或骨化，甚至可以代替部分或整个肿瘤。

（3）蛋壳状钙化或弧状钙化：钙化壁一般 < 1 mm，是球状物边沿沉积后钙化。在囊肿壁钙化中非常常见，包含脂肪坏死所引发的油脂性囊肿、纤维囊性改变，也可见于分泌性疾病。

2. 钙化分布

（1）弥漫或散在分布：钙化随意分散在整个乳腺。双侧性弥漫分布的点样钙化多为良性改变。

（2）区域状分布：指较大范围内（> 2 cm³）分布的钙化，但又不能用以下特指的分布类型来描述，常超过一个象限的范围，这种钙化分布的性质需结合钙化形态综合考虑。

（3）簇状分布：指至少有 5 枚钙化占据在一个较小的空间内（＜2 cm^2），良、恶性病变都可以有这样的表现。

（4）线样分布：钙化排列成线形，可见分支点，提示源于一个导管，多为恶性病变。

（5）段样分布：常提示病变来源于一个导管及其分支，也可能发生在一叶或一个段叶上的多灶性癌。尽管良性分泌性病变也会有段样钙化，但如果钙化的形态不是特征性良性时，首先考虑其为恶性钙化。

2.3.2 肿块

肿块是乳腺癌最常见的直接征象，发生率大约是 94.2%。X 射线图像上肿块影直径通常小于临床触诊的大小，因为临床触诊的肿块大小包括癌性肿块周围的炎性浸润、癌瘤扩展浸润等。肿块定义为从多个摄影角度都可以看到的占位性病变的区域，它可以用边缘、形态和密度特征来描述。

1. 肿块边缘描述

（1）清晰：超过 75% 的肿块边界与周围正常组织分界清晰、锐利。

（2）模糊：超过 75% 的肿块边界被邻近的正常组织遮盖而无法对其作进一步判断。

（3）小分叶：肿块边缘呈小波浪状改变。

（4）浸润：边界不规则。

（5）星芒状：从肿块边缘发出放射状线影。

2. 肿块形态描述

肿块的形状可分为圆形、卵圆形、分叶状和不规则形。按照这个顺序，良性病变的可能性依次递减，而恶性病变的可能性依次递增。

3. 肿块密度描述

将肿块与其周围相同体积的正常乳腺组织相比较，病变组织密度分为高密度、等密度、低密度（不含脂肪）和脂肪密度 4 种。大多数乳腺癌呈高密度或等密度，极少数呈现低密度。

2.3.3 结构扭曲

结构扭曲是指正常的乳腺结构被扭曲,但无明确的肿块可见,包括从一点发出的毛刺状影和局部病灶性收缩,或者在实质边缘的扭曲。结构扭曲也可以是一种伴随征象,可以是肿块、不对称致密或钙化的伴随征象。

2.3.4 其他征象

乳腺癌在钼靶 X 射线上的其他征象包括:左右乳房不对称性、皮肤病变、单侧导管扩张等。

医生一般通过经验来诊断是否有以上的异常发生,如果有则需要进一步的活检来确诊乳腺癌是否发生。

2.4 病变的评估

对每一个病变进行分类和评估,常用 BI-RADS 分类方法。包括评估不完全与评估完全两种,共 7 类,其中 BI-RADS 0 是需进一步评估,其余 6 类都是完全评估[12]。

BI-RADS 0 类,表示评估不完全,需要召回补充其他影像检查,做进一步评估。

BI-RADS 1 类,阴性,提示没有观察到异常。乳腺是对称的,无可疑钙化、肿块、结构扭曲。恶性可能性为 0。

BI-RADS 2 类,评价为"正常",但有良性病灶,如钙化的纤维腺瘤,含脂肪的病变(脂肪瘤等)。恶性的可能性为 0。

BI-RADS 3 类,很可能是良性病变,但须短期(如 6 个月)随访。

BI-RADS 4 类,可疑恶性,要考虑介入性诊断(活检)。

BI-RADS 5 类,高度提示恶性可能,临床应采取适当措施。恶性可能性大于等于 95%。

BI-RADS 6 类,已活检证实为恶性。

第二部分

乳腺图像钙化异常增强与检测

在乳腺癌的计算机辅助诊断系统中,一些关键技术的研究非常重要。这些关键技术包括钙化检测、肿块检测、图像增强和结构扭曲检测。在钙化检测的研究方面,国内外都投入了很大的人力和物力,提出了很多种算法。

这里我们将介绍辅助放射科医生在筛查性乳房 X 射线检查的图像增强技术。乳房 X 射线照片是一张被一台安全、低剂量 X 射线机拍摄的乳房照片。一个突出的问题是,当放射科在屏幕上显示乳房 X 射线照片时,低剂量的 X 射线会得到对比度低的图像。对于对比度低的图像,正常组织和恶性区域微小的灰度差异总是难以辨认。因此,如何在乳房 X 射线照片上提高图像对比度进行筛选变得非常重要。

研究人员提出了许多图像增强的技术,综述文献[5]中介绍了多种乳房 X 射线图像增强方法。目前已经研究过一些传统的图像增强方法,如直方图方程[13]和模糊过滤[14]。Kim 等[15]提出了一种基于一阶导数和局部统计的自适应图像增强方法,实验表明他们的方法可以提高小钙化灶的临床诊断。Rangayyan 等[16]提出了一种自适应邻域对比度增强的方法来提高早期乳腺癌的感知性,可探测性和敏感性。Sahba 和 Venetsanopoulos[17]应用模糊算子来增强乳房 X 射线照片的对比度,他们通过选择合适的参数,根据图像特点进行所需要的变换从而实现图像增强。Morrow 等[18]为钼靶图像提出了一种基于区域的对比度增强方法,在该方法中,对比度通过一个基于局部区域和背景灰度信息的类似于韦伯比的准则来度量,并通过一种特殊设计的经验变换来增强图像,这些方法都是空域的方法。

由于乳房 X 射线照片的尺寸很大,所以通常用图像压缩技术来压缩存储和传输的乳房 X 射线照片。基于离散余弦变换(DCT)域的图像增强技术在过去也已经有过相关的研究。Konstantinides[19,20]等提出了一种通过缩放 DCT 域中的每个元素的编码量化表来锐化 JPEG 压缩图像,这种高效率的方法可以提高图像的高频特性。在文献[21]中,作者使用非零 DCT 系数的直方图来确定图像是否具有全局模糊效果。文献[22]提出了一个在 DCT 域的图像增强算法。该技术使用一个相同因子增加了解码器中量化表的权重,从而增加了所有频带的对比度。除了上述这些,在 DCT 领域还有一些其他成果[23,24]。

Mohamed 等[25]提出了在不同尺度下的小波域去噪和增强数字乳房 X 射线图像的算法。该算法首先把图像分解到小波包域内,并通过修改小波系数来增强图像。该算法在消除噪声并提高对比度方面具有良好的性能。Chang 等[26]提出了一种基于多尺度小波表示的图像增强方法,相干图像和相位信息被用做非线性小波变换的系数,该方法可分辨乳房 X 射线检测中的特征点和周围致密复杂的组织或结构。Jiang 等[27]开发了一种结合模糊逻辑和结构张量的微钙化增强方法。Tang 等[28]提出了一种定义在小波域内的图像增强方法和多尺度对比度测量,该方法可以提高识别的质量和钙化区域。Liane 等[29,30]针对乳房 X 射线照片对比度增强提出了一种多尺度分析技术,文献[29]介绍了用于乳房 X 射线照片特征分析的三种多分辨率表示,包括二进制小波变换、ϕ-变换和六角小波变换表示。文献[30]运用受试者工作特性(receiver operating characteristic,ROC)曲线分析评测了对乳腺疾病诊断的多尺度增强方法,同时利用二进制小波样条函数作为图像多尺度扩张的基函数,将 S 形非线性函数作为对比度增强函数,最后,实验用病变致密度高的乳房 X 射线照片来比较运用了多尺度增强方法处理的放射图像和未运用多尺度增强方法的放射图像之间的差异。结果表明,多尺度增强算法可以提高诊断性能。

在过去的数十年里,研究者已经提出了多种技术来处理计算机辅助诊断中的微钙化检测问题。粗略来说,可以归类为传统的基础增强方法,多尺度分析方法和基于分类的方法。Kim 等[31]根据一阶导数(如 Sobel 算子和 Roberts 算子)和局部的统计信息对乳腺摄影图像进行图像增强。Laine 等[29]对多尺度小波在乳腺 X 射线成像对比度增强方面进行了研究,他们提出了三种多尺度表示方法。Ramirez-Cobo 等[32]用基于二维小波变换的多重分形谱进行良恶性分类。

除此之外,一系列机器学习方法已被用于微钙化检测中。El-Naqa 等[33]利用支持向量机(SVM)算法进行微钙化的检测,为了提高检测结果的正确率,提出了一个迭代的学习方法。Ge 等[34]构建了一个系统来识别微钙化,这个系统利用神经网络卷积算法在整幅乳腺图像上进行检测。Tiedeu 等[35]通过整合图像增强和基于阈值的分割方法来进行微钙化的检测,从增强图像的每个区域中提取特征,并在分割图像上嵌入特征聚类,其方法比其他方法减少了误检率。在一个有 66 幅图像,59 个微钙化簇和 683 个微钙化的数据集上进行试验,有高达 100% 的敏感度,低于 87.77% 的特异性。在 Oliver 等人的工作[36]中,单个微钙化检测是基于局部图像一系列滤波器提取微钙化特征,然后用基于像素的提升分类器进行训练,并选择显著特征,最后通过检查每一个微钙化的附近区域寻找钙化簇。

这部分包含4章,前3章介绍了3种钼靶X射线图像增强技术,然后介绍了一种钙化检测技术,分别为拉普拉斯金字塔增强技术(第3章),基于离散余弦变换域增强技术(第4章),小波域图像增强技术(第5章),融合聚类与加权支持向量机的钙化检测技术(第6章)。

第 3 章 基于拉普拉斯金字塔的图像增强

本章介绍一个多尺度图像增强算法。首先从原始图像获得归一化梯度图像,然后基于多尺度对比度测量,分别从原始图像和梯度图像的拉普拉斯金字塔得到两个增强图像,最后结合两种增强图像得到最终的图像。根据实际情况即微钙化病灶通常出现在拉普拉斯金字塔的某些层级,图像增强处理可以选择性设置层级的权重。DDSM 数据集上的初步实验结果证明方法的有效性。

3.1 引　　言

在最近几十年中,计算机辅助诊断或检测(CAD)已经引起了医学界极大的兴趣,即使用计算机技术来检测异常,例如,乳房钙化、肿块和结构扭曲。放射科医师对于微妙的异常通常很难清楚察觉,图像增强技术已经广泛应用于协助检测和诊断乳腺癌。

图像增强也就是增强图像的可识别度,让本不清晰的图像变清晰,让本不明显的细节更加突出,更加利于人工或计算机处理。在自然图像处理研究中,提出了大量的图像增强技术。例如经典的灰度直方图均衡,还有众多的变换域图像增强技术,例如傅里叶频域增强,DCT 域增强,小波域增强等。其中许多方法也应用到了乳腺癌图像增强问题中,图像增强技术已广泛用于改善图像质量的筛查性乳房 X 射线检查。

在本章中,我们关注乳房钙化检测增强技术,这种钙化可以在一个乳房

X 射线胸片上看到。介绍了一种针对微钙化检测的图像增强技术,基于拉普拉斯(Laplacian)金字塔技术[37],原始图像和归一化的梯度图像首先被分解为一个多层次的拉普拉斯金字塔,然后基于在重建阶段对比测量,让不同尺度的特征逐层增强。因为不同层次的重要性是不同的,不同的水平被赋予不同的权重。通过匹配人类视觉系统特点(HVS)[38],增强后的图像具有更好的视觉质量。

3.2 钙化增强算法

3.2.1 利用拉普拉斯金字塔的图像分解

我们利用拉普拉斯金字塔[39]进行图像的多尺度分解从而获得一个高斯金字塔和拉普拉斯金字塔。设图像 I 被 K 层高斯金字塔 $(G_0, G_1, \cdots, G_{K-1})$ 和拉普拉斯金字塔 $(L_0, L_1, \cdots, L_{K-1})$ 表示,这样的表示能够通过下面的公式获得

$$\begin{cases} G_0(x,y) = I \\ G_{k+1}(x,y) = \text{REDUCE}(G_k(x,y)), \quad k = 0, 1, \cdots, K-2 \end{cases} \quad (3.1)$$

$$L_k(x,y) = G_k(x,y) - \text{EXPAND}(G_{k+1}(x,y)), \quad k = 0, 1, \cdots, K-2 \quad (3.2)$$

其中,K 是金字塔层数,REDUCE 是图像和高斯低通滤波器的卷积操作,然后以 $\frac{1}{2}$ 采样率对过滤后的图像进行降采样。高斯滤波器通常采用 5×5 的尺度大小。

EXPAND 是一个指定的操作符,它可以表示为

$$\hat{G}_k(x,y) = 4 \sum_{m=-2}^{2} \sum_{n=-2}^{2} w(m,n) G_{k+1}\left(\frac{x-m}{2}, \frac{y-n}{2}\right), \quad k = 0, 1, \cdots, K-2 \quad (3.3)$$

其中,$w(m,n)$ 是高斯滤波器,只有整数项 $\frac{(x-m)}{2}$ 和 $\frac{(y-n)}{2}$ 包含在求和号中。高斯金字塔和原始图像 I 能够通过下面的处理重建:

$$G_k = L_k + \text{EXPAND}(G_{k+1}), \quad k = K-2, K-3, \cdots, 0 \quad (3.4)$$

图 3.1 展示了一张乳房 X 射线图的三层拉普拉斯金字塔表示,我们可以看到大部分钙化显示在第一层和第二层,最高层的拉普拉斯结构包括全局结构信息。因此,在图像重建的过程中该算子能够结合不同的权重,如我们接下来表示的一样。注意,为了方便展示,图(a),图(b)和图(c)是按比例缩小的。

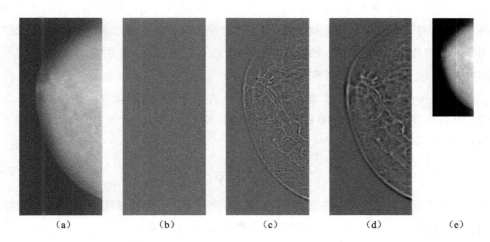

图 3.1 乳房 X 射线图的三层拉普拉斯金字塔表示
(a) 原始图像 I,(b)-(d) 分别用 L_0, L_1, L_2 表示图像的拉普拉斯结构,(e) 最高层结构 G_3
注意,为了便于显示,图(a),图(b)和图(c)压缩到原始图一半的尺寸

3.2.2 拉普拉斯金字塔多尺度对比度测量图像增强

我们的算法由两部分组成。一部分是增强原始图像,另一部分是增强一个归一化梯度图像。最后结合两种增强图像得到最终的增强图像。

在原始图像增强部分,我们使用多尺度对比度图像增强算法。

令原始图像 $G_0(x,y) = I$ 可分解成 K 层,从而用高斯金字塔分解和拉普拉斯金字塔分解分别表示成 $G_0(x,y), G_1(x,y), \cdots, G_{K-1}(x,y)$ 和 $L_0(x,y), L_1(x,y), \cdots, L_{K-2}(x,y), L_{K-1}(x,y)$。多尺度对比度测量定义为

$$C_k(x,y) = \frac{L_k(x,y)}{\text{EXPAND}(G_{k+1}(x,y))}, \quad k = 0, 1, 2, \cdots, K-2 \quad (3.5)$$

有了对比度测量的定义之后,图像增强可以通过修改图像的对比度值实现。令原始图像对比度为 $C = \{c_k(x,y)\}$,增强后图像对比度为 $\overline{C} = \{\overline{c_k(x,y)}\}$。然后,我们运用下面的变换来修改图像对比度[37]:

$$\overline{c_k}(x,y) = \lambda_k(x,y)c_k(x,y) \tag{3.6}$$

其中,$\gamma = \{\lambda_k(x,y)\}$ 是对比操作因子,从式(3.6)中可以看出,最后的增强图像由迭代过程得到。

虽然这个图像增强过程在文献[37]中是很有效的,但钙化的增强效果并不是很好,因为在文献[37]中不同的金字塔层均使用了相同的对比操作因子数。根据我们的观察,钙化物质主要发生在特定水平层级,因此我们可以为每个层级 k 引入不同权重 W_k。

在归一化梯度图像增强部分,我们首先获得原始图像的归一化梯度图像,然后运用与增强原始图像同样的方法。原始图像 I 的归一化梯度图像 J 可以通过下式获得

$$J(x,y) = \frac{|\nabla I(x,y)|}{\max(|\nabla I|)} \times 255 \tag{3.7}$$

其中,$|\nabla I| = \sqrt{I_x^2 + I_y^2}$ 是局部图像梯度。由于梯度图像对噪声敏感,我们在图像 J 上运用 5×5 大小的高斯滤波器来减少噪声影响。

图像增强处理算法描述:给定 K 个层数,每层对应的权重为 W_k ($k = 0, \cdots, K-2$),$\lambda_k(x,y)$ ($k = 0, \cdots, k-2$) 是对比度操作因子,η 为常量,图像增强算法步骤如下:

(1) 用方程(3.7)获得平滑的归一化梯度图像 J。用拉普拉斯金字塔分解原始图像获取高斯表达式 $G_{I,0}(x,y), G_{I,1}(x,y), \cdots, G_{I,K-1}(x,y)$ 和拉普拉斯表达式 $L_{I,0}(x,y), L_{I,1}(x,y), \cdots, L_{I,K-2}(x,y)$。分解 J 得到 $G_{J,0}(x,y), G_{J,1}(x,y), \cdots, G_{J,K-1}(x,y)$ 和 $L_{J,0}(x,y), L_{J,1}(x,y), \cdots, L_{J,K-2}(x,y)$。

(2) 增强原始图像

① 令 $k = K-1$,计算

$$\overline{G}_{I,k}(x,y) = G_{I,k}(x,y) \tag{3.8}$$

② 设置 $k = k-1$ 然后计算

$$\overline{L}_{I,k}(x,y) = \frac{\lambda_k(x,y)L_{I,k}(x,y)}{\text{EXPAND}(G_{I,K+1})}\text{EXPAND}(\overline{G}_{I,K+1}) \tag{3.9}$$

$$\overline{G}_{I,k}(x,y) = W_k \times \overline{L}_{I,k}(x,y) + \text{EXPAND}(\overline{G}_{I,k+1}(x,y)) \tag{3.10}$$

③ if $k=0$,令 $\overline{I}=\overline{G}_{I,0}$,停止计算;else 跳转到第二步。

(3)用步骤(2)中增强归一化图像 I 相同的步骤增强图像 J 得到增强图像 $\overline{J}$。

(4)用下式获得最后的增强图像

$$I = \overline{I} + \eta \overline{J} \qquad (3.11)$$

注意,W_k 用于在图像重建时控制拉普拉斯表达式的权重,若钙化出现在某一层,该层的权重应该大于 1,参数 η 用来调整原始图像和梯度图像的权重。

3.3 实验结果

实验中所使用的图像来自南佛罗里达大学的乳房 X 射线检查数据库(DDSM)。因为我们的目的是测试钙化增强的有效性,所有的图片都存在钙化。

方法中有几个可调参数,包括分解层次 K 的数量,参数 $\lambda_k(x,y)$,每层的权重 W_k 和权衡参数 η。拉普拉斯金字塔的层数调整到 3 层,并且用 5×5 大小的高斯滤波器用于本章的实验。基于钙化常常发生在拉普拉斯金字塔较低层级的观察结果,我们选择相应的层级权重。根据 3 个层级的分解,层级权重 W_k 调整到 $\{1.2,1.2,1.0\}$。我们发现参数 η 选取 0.01 可以得到很好的图像结果,并且将它用于这里的实验。为了简化实验,在所有层级和像素点位置上都选取统一的 λ 值,即对于所有的 k 和所有的 (x,y),$\lambda_k(x,y) = \lambda_{const}$。图 3.2 显示了包含微钙化的不同 λ 值对应的乳房 X 射线增强图像。图 3.2(a)是裁剪的感兴趣区域(ROI)结果,它含有微钙化的乳房 X 射线图像;图(b),图(c)和图(d)是增强因子 λ 分别设置为 2.4,4.6 和 6.2 的图像增强 ROI 结果。我们可以看到,用本章的方法可以使微钙化灶更容易被发现。

图 3.3 显示了几种含有微钙化病灶的乳房 X 射线图像增强方法。图 3.3(a)显示了 ROI 的钼靶图像,图 3.3(b)是运用直方图均衡(HE)的图像增强结果,图 3.3(c)和(d)是非锐化滤镜(unsharp masking)的增强方法和我们选取参数 $\lambda = 6.2$ 的方法。从图中可以看出,HE 的方法效果不好,而非锐化滤镜增强方法和本章的方法有效增强了钙化的视觉性。通过对比三种方法,我们的方法对微钙化病灶可以达到最好的视觉性效果。

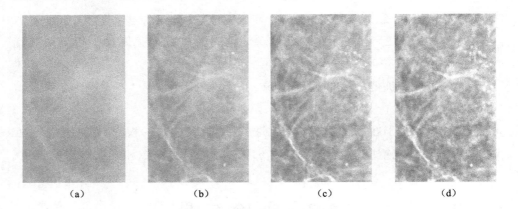

图 3.2　乳房 X 射线图像增强结果

(a)ROI 的原始图像,(b) 增强比为 2.4 的图像,(c) 增强比为 4.6 的图像,(d) 增强比为 6.2 的图像

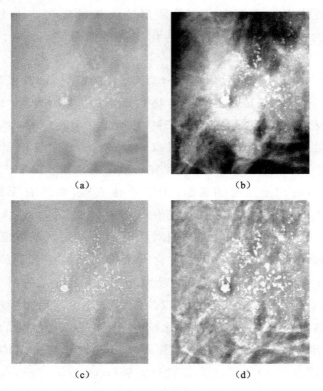

图 3.3　不同方法的图像增强效果

(a)ROI 的钼靶图像,(b) 直方图均衡,
(c) 非锐化滤镜(unsharp masking)方法,(d) 选取参数 $\lambda = 6.2$ 的方法

第 4 章 基于离散余弦变换的图像增强

针对放射科医生的钼靶检查问题,本章介绍一种基于DCT域的图像增强算法。在该算法中,根据用户给定目标的对比度值和视觉质量要求,采用遗传算法搜索最优参数设置来达到图像增强,这种图像增强算法可以减少增强效果所带来的边块效应。为了验证算法的有效性,使用了客观测试的方法,实验结果表明,用这种算法处理的图像减少了边块效应并且有更好的视觉效果。

4.1 引　　言

在计算机辅助乳腺癌检测系统中,图像增强技术是非常重要的。当对使用JEPG压缩的图像进行增强时,边块效应的影响是其中一个问题,它会影响乳腺癌的检测,很容易导致错误的诊断,本章将探讨一些在减少边块效应的同时也能增强图像的方法。

已经有许多方法被应用于增强钼靶图像。Petrick等[40]提出了一个两阶段的自适应密度加权对比度增强(DWCE)技术来增强对象和背景的对比。首先,针对钼靶图像使用DWCE技术,通过边缘检测,形态学和分类找出潜在的肿块区域,然后再次运用DWCE检测那些疑似异常的区域并通过缩放乳房结构来达到增强效果。Dhawam等[41]开发了一种基于邻域的自适应对比度增强方法。

除了空域的方法,也有一些频域的方法被提出。Laine等[18, 42]研究了基于小波变换的乳腺钼靶图像增强技术。在文献[43]中不仅对多分辨率的图像进行了研究,还对滤波器的选择和相关构建进行了形式化分析。结果表明,对系数进行非线性变换可以使乳腺钼靶图像中看不到或几乎看不到的特征更明显。

然而,上述的图像增强技术都不适用于处理图像压缩域中的问题。随着大型乳腺癌数据库的发展,图像压缩技术特别是JPEG压缩技术已经广泛应用到大型乳腺癌数据库中。因此,图像增强技术也应该有相应的发展以处理压缩图像。

本章介绍的方法主要用来处理使用JPEG压缩的乳腺癌图像。文献[22]提出了一种基于离散余弦变换的图像增强算法,其中对比度测度直接在压缩域中定义,现在该方法已经被扩展用来处理定向的对比度增强。该方法的一个缺点是最佳增强因子可能需要手动调整,这将很费时,我们使用遗传算法[44]搜索最优参数来缓解这个问题。该方法描述如下:给定一个压缩的图像和用户定义的全局对比度值,先增强每个DCT块,再将整个图像进行解压,然后将得到的图像的对比度与用户定义的全局对比度进行比较,在这个过程中,使用了遗传算法对增强因子进行优化,以达到用户定义的全局对比度。

4.2 理论基础

4.2.1 离散余弦变换方法

离散余弦变换是一种正交变换方法,被广泛应用于语音和图像信号的变换,它与傅里叶变换联系紧密。之所以被称为离散余弦变化是因为在傅里叶级数展开式中,如果被展开的函数是实偶函数,则其傅里叶级数中只包含余弦项,那么将傅里叶级数进行离散化即可得到余弦变换。

一维的DCT定义如下:

$$C(k) = \frac{2}{\sqrt{N}} c(k) \sum_{n=0}^{N-1} x(n) \cos \frac{(2n+1)k\pi}{2N}, \quad k=0,1,\cdots,N-1 \quad (4.1)$$

其中,函数

$$c(k) = \begin{cases} \dfrac{1}{\sqrt{2}}, & k = 0 \\ 1 & k = 1, 2, \cdots, N-1 \end{cases} \quad (4.2)$$

$$x(n) = \frac{2}{\sqrt{N}} \sum_{k=0}^{N-1} c(k) C(k) \cos \frac{(2n+1)k\pi}{2N}, \quad n = 0, 1, \cdots, N-1 \quad (4.3)$$

DCT 具有下述优点:它是一种正交变换,可将 8×8 图像空间表达式转换为频率域,仅需少量数据点表示图像;系数易于量化,能够获得好的块压缩;算法性能优良,进行高效运算只需采用快速傅里叶变换即可,在硬件与软件中均易实现;算法具有对称性,利用逆算法即可解压图像。

对模拟图像采样,转化为离散化的亮度值,进而分成多个宏块。每个宏块由 8×8 大小的块组成,每一个块可用一个矩阵表示。

$$f = \begin{bmatrix} f(0,0) & f(0,1) & \cdots & f(0,N-1) \\ f(1,0) & f(1,1) & \cdots & f(1,N-1) \\ \vdots & \vdots & & \vdots \\ f(N-1,0) & f(N-1,1) & \cdots & f(N-1,N-1) \end{bmatrix} \quad (4.4)$$

该矩阵的 $N=8$,矩阵中的每个元素 $f(i,j)$ 表示块中第 i 行、第 j 列像素的亮度值。如果把整个矩阵视为一个空间域,那么这些亮度值的大小是随机和无序的,其分布并没有显著的特征;DCT 变换能够使这些看似随机的数据变的有序,方便对数据进行编码和压缩。

4.2.2 遗传算法

遗传算法[45](genetic algorithm,GA),是计算数学中用于解决最优化的搜索算法,其借鉴了进化生物学中的一些现象,如遗传、突变、自然选择以及杂交等。

利用遗传算法求解优化问题时,通常使用三种基本运算:选择、交叉和变异,而进行这些运算前要决定编码和适应函数。遗传算法的步骤如下(如图 4.1 所示):

(1) 编码:遗传算法在进行之前,首先需要将现实的问题表示为形式化的描述,最常用的编码方式是采用二进制编码。

(2) 适应函数:将染色体译码后代入到适应函数中就能求出适应值,适

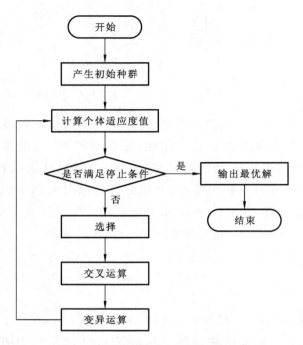

图 4.1　遗传算法的基本流程

应函数用以评估每个染色体的优劣,通常情况下,适应函数就是优化问题的目标函数。

(3) 选择:随机从母代种群中挑选染色体,用来繁衍后代。染色体被选中的概率与它的适应函数值成正比,适应函数值越高,则该染色体被选择的几率就会越高。常采用轮盘法、均匀法、期望值法等进行选择。

(4) 交叉:在遗传算法中使用母体染色体间的基因互换机制来模仿生物交配的行为。

(5) 变异:变异可避免个体在交配的过程当中,失去一些重要的信息,生物体发展出的具有新特性的个体往往经由突变产生,变异增加了个体间的变异性,使其更有多样性。

遗传算法是一种效率较高的最优解搜索算法,特别适合于有效解空间较大、非线性甚至无法确定是否可解的问题,而且具有高度的问题独立性。

4.3 基于 DCT 域的图像增强算法

4.3.1 增强因子矩阵

这里介绍的方法是基于文献[46]中的算法而提出的,在文献[46]中,假定了一个 8×8 的矩阵块构成了 DCT 系数,

$$D = \begin{bmatrix} d_{00} & d_{01} & d_{02} & d_{03} & d_{04} & d_{05} & d_{06} & d_{07} \\ d_{10} & d_{11} & d_{12} & d_{13} & d_{14} & d_{15} & d_{16} & d_{17} \\ d_{20} & d_{21} & d_{22} & d_{23} & d_{24} & d_{25} & d_{26} & d_{27} \\ d_{30} & d_{31} & d_{32} & d_{33} & d_{34} & d_{35} & d_{36} & d_{37} \\ d_{40} & d_{41} & d_{42} & d_{43} & d_{44} & d_{45} & d_{46} & d_{47} \\ d_{50} & d_{51} & d_{52} & d_{53} & d_{54} & d_{55} & d_{56} & d_{57} \\ d_{60} & d_{61} & d_{62} & d_{63} & d_{64} & d_{65} & d_{66} & d_{67} \\ d_{70} & d_{71} & d_{72} & d_{73} & d_{74} & d_{75} & d_{76} & d_{77} \end{bmatrix} \tag{4.5}$$

对各个 DCT 高频系数定义了如下的对比度测度

$$C_{i,j} = \frac{d_{i,j}}{\sum_{k=0}^{n-1} E_k} \tag{4.6}$$

其中,E_t 是一个频谱带的平均强度

$$E_t = \frac{\sum_{k+l=t} |d_{k,l}|}{N} \tag{4.7}$$

N 定义如下

$$N = \begin{cases} t+1, & t < 8 \\ 14-t+1, & t \geqslant 8 \end{cases} \tag{4.8}$$

在原始图像中块的每一个 DCT 系数的对比度和增强后图像中对应块的 DCT 系数的对比度关系假设是

$$\lambda_{ij} \frac{d_{ij}}{\sum_{k+l<i+j} d_{kl}} = \frac{d'_{ij}}{\sum_{k+l<i+j} d'_{kl}} \tag{4.9}$$

其中，d'_{ij} 是增强块的 DCT 系数，λ_{ij} 是局部增强因子，当 $\lambda_{ij}>1$ 时图像会被增强。对比度增强后的 DCT 系数可如下得到

$$d'_{ij} = \frac{\lambda_{ij} d_{ij} \sum_{k+l<i+j} d'_{kl}}{\sum_{k+l<i+j} d_{kl}} \tag{4.10}$$

该算法通过反复的迭代来实现，增强后图像可由系数逆 DCT 变换得到。增强因子矩阵的选择如下：

$$\Lambda = \begin{bmatrix} \lambda_{00} & \lambda_{01} & \lambda_{02} & \lambda_{03} & \lambda_{04} & \lambda_{05} & \lambda_{06} & \lambda_{07} \\ \lambda_{10} & \lambda_{11} & \lambda_{12} & \lambda_{13} & \lambda_{14} & \lambda_{15} & \lambda_{16} & \lambda_{17} \\ \lambda_{20} & \lambda_{21} & \lambda_{22} & \lambda_{23} & \lambda_{24} & \lambda_{25} & \lambda_{26} & \lambda_{27} \\ \lambda_{30} & \lambda_{31} & \lambda_{32} & \lambda_{33} & \lambda_{34} & \lambda_{35} & \lambda_{36} & \lambda_{37} \\ \lambda_{40} & \lambda_{41} & \lambda_{42} & \lambda_{43} & \lambda_{44} & \lambda_{45} & \lambda_{46} & \lambda_{47} \\ \lambda_{50} & \lambda_{51} & \lambda_{52} & \lambda_{53} & \lambda_{54} & \lambda_{55} & \lambda_{56} & \lambda_{57} \\ \lambda_{60} & \lambda_{61} & \lambda_{62} & \lambda_{63} & \lambda_{64} & \lambda_{65} & \lambda_{66} & \lambda_{67} \\ \lambda_{70} & \lambda_{71} & \lambda_{72} & \lambda_{73} & \lambda_{74} & \lambda_{75} & \lambda_{76} & \lambda_{77} \end{bmatrix} \tag{4.11}$$

4.3.2 测量标准

实验表明，如果使用文献[22]中的方法会产生边块效应。为了缓解这种情况，这里提出了一种新的图像增强算法，在增强图像的同时减少边块效应。基本思想是使用最优化算法选择参数来减少边块效应。为了实现该算法，需要两个测度，一个用来度量图像的对比度，另一个用于度量图像的边块效应。

第一个测度，采用了文献[22]中定义的对比度测度，图像的全局对比度 C 定义如下[47]：

$$C(I) = \frac{1}{m \times n} \sum_{x=1}^{m} \sum_{y=1}^{n} |c(x,y)| \log |c(x,y)| \tag{4.12}$$

其中，$c(x,y)$ 是局部像素 (x,y) 的对比度，$c(x,y)$ 被定义为

$$c(x,y) = 4I(x,y) - \{I(x-1,y) + I(x,y-1) + I(x+1,y) + I(x,y+1)\} \tag{4.13}$$

其中，$I(x,y)$ 是 (x,y) 像素位置的图像像素亮度值，参数 m 和 n 是图像 I 中

计算对比度时区域的高度和宽度。

第二种用来度量图像中的边块效应,其定义如下:

$$A(I) = \frac{1}{M \times N} \sum_{i=0}^{M-1} \sum_{j=0}^{N-1} (E_{i,j}^h + E_{i,j}^v) \qquad (4.14)$$

其中,$E_{i,j}^h$,$E_{i,j}^v$ 分别是 8×8 块的水平和垂直边界。每个块的边界使用块边界附近两个像素的水平或垂直边缘来计算,这些边缘通过 Sobel 边缘检测方法获得。

4.3.3 基于 GA 的参数优化

在全局对比度测量中,可以调整增强因子矩阵来得到一个增强后的图像。很明显,增强图像的对比度是由增强因子矩阵决定的。定义这两个测量方法后,能增强图像又能减少边块效应的优化问题可以被定义为

$$\min_{\{\lambda_{00},\cdots,\lambda_{77}\}} \{ \| C(I_{enh}) - C_t \| + \mu A(I) \} \qquad (4.15)$$

其中,I_{enh} 是增强后的图像,C_t 是用户定义的对比度目标值,μ 是加权因子,为了解决公式(4.15)中的优化问题,这里使用遗传算法查找最优参数。

如前所述,公式(4.11)的一个优点是其因子的灵活性,但它需要很多手动调整(多达 64 个参数)。如果考虑所有情况,在这么多变量中找出一个最好的变量是不切实际的。遗传算法也被用来搜索因子的最优值。

这里增强因子矩阵与实数被编码成染色体,需要优化 L-维函数(L = 64 或更少,具体根据未知的 λ)。因此,第 i 个染色体被表示为

$$[\theta]_i = (\theta_{i1}, \theta_{i2}, \cdots, \theta_{iL}) \qquad (4.16)$$

这里把特定的因子矩阵增强后图像的对比度测量和目标对比度测量之间的差异作为适应函数,其差异越小,匹配度就越好。

4.4 实验结果

为了验证所介绍方法的有效性,这里选取了 DDSM 数据库中的图像进行实验。

先定义一个特殊形式的增强矩阵 Λ,如果 $i+j \leqslant 7$ 令 $\Lambda_{ij} = \lambda_1$;如果 $i+$

$j > 7$,$\Lambda_{ij} = \lambda_2$。这种特殊的分解是基于 DCT 系数的属性,低频率的能量被集中在左上角的区域,高频能量集中在右下区域。

可以用遗传算法选择 64 个优化的 λ 值,但是这个搜索过程的时间代价很大。在实验前,需要选择对比度增强和边块效应影响之间的权衡参数 μ,它对算法的结果有较大的影响,经过一些初步的实验,当 $\mu = 0.1$ 时,实验结果都比较好,因此,参数 μ 的值均设置为 0.1。为了验证算法的有效性,将本算法和文献[24]中提出的算法做了一个简单的对比。

图 4.2 展示了一个图像通过不同方法处理后的结果,对于不同的图像,通常有不同的对比度值,这样更方便用户设置相对于原始图像对比度的目标对比度值,图 4.2 中(a)显示的是感兴趣区域,整个图像的对比度是 0.7309,(c)和(d)分别显示在对比度比率设置为 6.6 时,对增强图像感兴趣区域(ROI)采用遗传优化算法处理后的结果,在图 4.2(c)中没有进行边块效应消除,图 4.2(d)中显示进行边块效应消除以后的效果,在遗传优化算法中,对于参数 λ_1 和 λ_2,取值范围均限制为 0.5 和 5.0。种群数量中,交叉因子和停止时间被设定为 5 和 0.8,每一代的时间是 200s。图 4.2(c)中的最佳值为 $\lambda_1 = 2.3748$ 和 $\lambda_2 = 0.71856$。在图 4.2(d)中找到的最佳值是 $\lambda_1 = 1.9252$ 和 $\lambda_2 = 1.8037$,可以看出,这两种方法都可以使图中感兴趣区域的钙化更加显而易见,而这里的算法还能使结果图像中产生的边块效应少得多。

人眼的视觉对于误差的敏感度并不是绝对的,其感知结果会受到许多因素的影响而产生变化,为了定性的比较这里提出的方法和文献[24]中的方法,这里使用了在文献[48,49]中提出的质量度量,它已被广泛用于图像增强和图像融合的度量。令 $x = \{x_i \mid i = 1, 2, \cdots, N\}$ 和 $y = \{y_i \mid i = 1, 2, \cdots, N\}$ 分别代表原始图像和需要进行测试的图像,它们之间的度量值定义为

$$UQI(x,y) = \frac{4\sigma_{xy}^2 \overline{xy}}{(\sigma_x^2 + \sigma_y^2)(\overline{x}^2 + \overline{y}^2)} \quad (4.17)$$

其中,$\overline{x}$ 和 $\overline{y}$ 是 x 和 y 的均值,σ_x 和 σ_y 分别为 x 和 y 的标准差,σ_{xy}^2 是 x 和 y 之间的协方差,这种度量方法综合考虑了相关性,亮度失真和对比度失真等因素,度量结果值在区间[-1,1]内,并且这个值越大,人的视觉感知越好,对比以前的方法和这里所提出的方法,图像增强的度量值分别为 0.515 和 0.664,数量上的增加表明,该方法可以提高增强图像的质量。

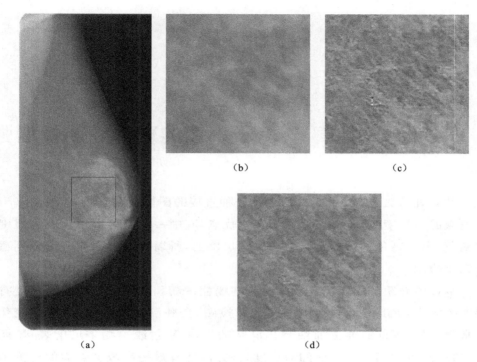

图 4.2 乳腺钼靶图像的实验结果

(a) 原始图像,(b) 图像的 ROI,(c) 增强后的 ROI,对比度 6.6,存在大量边块效应,
(d) 提出的增强方法,对比度 6.6,消除了大部分边块效应

第 5 章　基于小波的乳腺癌图像增强

针对乳房 X 射线检测，本章介绍一种直接的图像增强方法，该方法基于小波域的多尺度对比度测量，它有很多优点，其中一个是可以增强不同尺度的细节。由于钙化物质通常出现在不同尺度上，所以本章提出的方法特别适合钙化检测。

本章中介绍的图像增强方法对提高癌症诊断和乳腺癌检测的精确度有很大的潜力，尤其是对早期小型肿瘤的检测。在肿瘤早期阶段，组织的变化通常很微妙，因此需要更加细节化尺度的乳房 X 射线检测多尺度表示。所以，通过修改精细尺度图像的对比度，该方法能有效提高微型肿瘤的检测精确度。

5.1　引　　言

这一章中我们继续关注乳腺图像增强技术，与前两章不同的是，这里我们在小波域中工作，并且采用了直接的图像增强技术。

Dhawan 等[41]提出了一种基于一组对比度增强函数的最优自适应邻域处理算法来增强乳房 X 射线图像灰度差异，它可以增强几乎不可见的或存在微弱噪声的图像特征。Morrow 等[18]开发了一种基于区域对比度增强的算法用于乳房 X 射线检查，该算法是一种直接的图像增强方法，因为该算法定义了对比测量并且直接调节图像对比度从而实现对比度增强，能有效识别乳房 X 射线检查图像中与钙化相关的恶性肿瘤。在文献[16]中，放射科医生利用三组图像（原始图像、数字图像和增强图像）对癌症进行诊断，最后用

ROC分析评估该算法性能。实验结果表明,增强算法大大提高了放射科医生检测的整体效率。Heinlein等[50]提出了一种基于连续小波变换的滤波器组的乳房微钙化病灶图像增强算法,该滤波器组由若干小波变换集成。它不同于文献[29]采用的二进制小波变换,使用小波分解的集成形式使得在离散区域和异常区域尺度大小(例如,微钙化病灶的大小)的适应性更灵活,该方法的主要缺点是它需要根据经验选择某个合适的阈值对图像去噪以及一个适当尺寸范围的规范结构进行图像增强[51],因此,对于大小和形状差别很大的可疑结构,该方法的缺点导致它不适合用于通常的乳房X射线图像[51]。

本章介绍一种新的在小波域内基于多尺度对比度测量的乳房X射线图像增强技术[52],基于人类视觉系统特点的对比度度量方法用于修改小波系数,并且增强的程度可以通过改变单个参数来调整。因为该方法直接修改图像的对比度[22, 23],所以该方法是一种直接的对比度增强技术。方法的特点包括:①终端用户方便调节(例如,调节单个参数);②因为它在解压阶段调节获得小波系数,所以该方法可应用于JPEG2000图像压缩,同时减少图像增强耗费时间;③该图像增强技术运用多尺度测量调节方法,匹配人类视觉系统,从而使增强后的图像具有更好的视觉质量。

5.2 直接对比度增强算法

5.2.1 图像的小波变换和多尺度表示

在过去的几十年里,小波变换已被广泛应用于不同的实际问题中,例如,信号处理、图像处理。特别是在图像压缩领域,小波图像压缩一直被视为一个新的图像压缩技术的突破,已被应用于新的静止图像压缩标准JPEG2000。

小波变换的优势在于小波变换可以将信号分解成不同尺度,这样不同的尺度可以选择适当的小波变换域从而忽略或降低其他尺度的影响。小波变换的优势在于乳房X射线检查中某些微妙的特征包含在不同尺度上,例如,钙化物质大多是包含在小尺度上,而大的病变一般含有光滑边界,比如肿块大多包含在粗尺度上。因此,我们可以选择不同的特征在不同尺度上得到增强。

设 $A_0(i,j)$ 为一个二维图像,$\{h_n\}$,$\{g_n\}$ 是两个小波分析滤波器,且 $\{\hat{h}_n\}$,$\{\hat{g}_n\}$ 是两个适当的小波合成滤波器。则图像 $A_0(i,j)$ 第 K 层级的小波变换 $\{A_N(i,j),D_N^1(i,j),D_N^2(i,j),D_N^3(i,j)\}_{N=1}^K$ 可表示成下面的形式

$$A_N(i,j) = \sum_{m,n \in \mathbf{Z}} h(m)h(n)A_{N-1}(2i-m,2j-n) \tag{5.1}$$

$$D_N^1(i,j) = \sum_{m,n \in \mathbf{Z}} h(m)g(n)A_{N-1}(2i-m,2j-n) \tag{5.2}$$

$$D_N^2(i,j) = \sum_{m,n \in \mathbf{Z}} g(m)h(n)A_{N-1}(2i-m,2j-n) \tag{5.3}$$

$$D_N^3(i,j) = \sum_{m,n \in \mathbf{Z}} g(m)g(n)A_{N-1}(2i-m,2j-n) \tag{5.4}$$

其中,$A_N(i,j)$ 表示 $A_{N-1}(i,j)$ 的低频部分,$D_N^1(i,j)$ 表示 $A_{N-1}(i,j)$ 水平方向的低频部分和垂直方向的高频部分,$D_N^2(i,j)$ 表示 $A_{N-1}(i,j)$ 水平方向的高频部分和垂直方向的低频部分,$D_N^3(i,j)$ 表示 $A_{N-1}(i,j)$ 水平方向的高频部分和垂直方向的高频部分。该小波变换可以通过下面的表达式重建

$$\begin{aligned} A_{N-1}(i,j) = 4 \times \Big[&\sum_{m,n \in \mathbf{Z}} \hat{h}(m)\hat{h}(n)A_N\left(\frac{i-m}{2},\frac{j-n}{2}\right) \\ &+ \sum_{m,n \in \mathbf{Z}} \hat{h}(m)\hat{g}(n)D_N^1\left(\frac{i-m}{2},\frac{j-n}{2}\right) \\ &+ \sum_{m,n \in \mathbf{Z}} \hat{g}(m)\hat{h}(n)D_N^2\left(\frac{i-m}{2},\frac{j-n}{2}\right) \\ &+ \sum_{m,n \in \mathbf{Z}} \hat{g}(m)\hat{g}(n)D_N^3\left(\frac{i-m}{2},\frac{j-n}{2}\right) \Big] \end{aligned} \tag{5.5}$$

图 5.1 为使用小波变换进行四级子段分解的乳房 X 射线图像。从图中可以看到,细节和微妙的特征清晰地分布在高频上。

5.2.2 小波域内的直接对比度增强

图像增强主要可以分为两类:直接图像增强和间接图像增强。在直接图像增强中,关键的步骤是定义一个合适的图像对比度测量。这里使用定义在小波域的对比度测量[53],直接根据文献[54]提出的对比度测量方法得出本

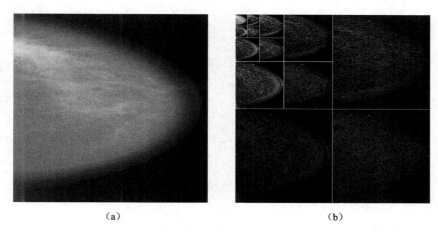

图 5.1 乳房 X 射线图像及其多尺度分解
(a) 初始图像，(b) 运用小波变换的四级子段分解

章对比度测量方法，它类似于文献[54]描述的对比度测量方法，同样具有多尺度结构。小波域的多尺度局部对比度测量被定义为[53]

$$c_N^k(i,j) = \frac{D_N^k(i,j)}{A_N(i,j)}, \quad k = 1,2,3 \tag{5.6}$$

显然，公式(5.6)在每个方向上定义了一个局部对比度：垂直方向对比度、水平方向对比度和对角方向对比度。

令初始图像 $A_0(i,j)$ 分解成 K 个水平分解子带，那么得到的子带可以组合成

$\{A_K(i,j), D_K^1(i,j), D_K^2(i,j), D_K^3(i,j), \cdots, A_1(i,j), D_1^1(i,j), D_1^2(i,j), D_1^3(i,j)\}$

设初始图像的对比度 $C = \{c_N^k(i,j)\}$，增强图像的对比度 $\overline{C} = \{\overline{c}_N^k(i,j)\}$，且对比度操作因子 $\pi = \{\lambda_N^k(i,j)\}$，那么初始图像和增强图像对比度之间的关系为

$$\overline{c}_N^k(i,j) = \lambda_N^k(i,j) c_N^k(i,j) \tag{5.7}$$

下面介绍如何获得图像增强的对比度 $\overline{C} = \{\overline{c}_N^k(i,j)\}$。由初始图像对比度 $C = \{c_N^k(i,j)\}$，我们从第 K 子段分解 $A_K(i,j), D_K^1(i,j), D_K^2(i,j), D_K^3(i,j)$ 开始推导。

由公式(5.7)，我们可以得出

$$\frac{\overline{D_K^k}(i,j)}{\overline{A_K}(i,j)} = \bar{c}_K^k(i,j) = \lambda_K^k(i,j) c_K^k(i,j) = \lambda_K^k(i,j) \frac{D_K^k(i,j)}{A_K(i,j)} \quad (5.8)$$

令

$$\begin{aligned}
\overline{A}_K(i,j) &= A_K(i,j) \\
\overline{D}_K^1(i,j) &= \lambda_K^1(i,j) D_K^1(i,j) \\
\overline{D}_K^2(i,j) &= \lambda_K^2(i,j) D_K^2(i,j) \\
\overline{D}_K^3(i,j) &= \lambda_K^3(i,j) D_K^3(i,j)
\end{aligned} \quad (5.9)$$

显然，上式满足公式(5.6)。

接下来，我们考虑如何获得 $\overline{A}_{K-1}(i,j), \overline{D}_{K-1}^1(i,j), \overline{D}_{K-1}^2(i,j), \overline{D}_{K-1}^3(i,j)$。参照公式(5.8)，我们可以得出

$$\frac{\overline{D_{K-1}^k}(i,j)}{\overline{A_{K-1}}(i,j)} = \bar{c}_{K-1}^k(i,j) = \lambda_{K-1}^k(i,j) c_{K-1}^k(i,j) = \lambda_{K-1}^k(i,j) \frac{D_{K-1}^k(i,j)}{A_{K-1}(i,j)} \quad (5.10)$$

等式(5.10)可变形为

$$\overline{D}_{K-1}^k(i,j) = \lambda_{K-1}^k(i,j) \frac{D_{K-1}^k(i,j)}{A_{K-1}(i,j)} \overline{A}_{K-1}(i,j) \quad (5.11)$$

其中，$\overline{A}_{K-1}(i,j)$ 可由下式得出

$$\begin{aligned}
\overline{A}_{K-1}(i,j) = 4 \times \Big[& \sum_{m,n \in \mathbf{Z}} \hat{h}(m)\hat{h}(n) \overline{A}_K\left(\frac{i-m}{2}, \frac{j-n}{2}\right) \\
& + \sum_{m,n \in \mathbf{Z}} \hat{h}(m)\hat{g}(n) \overline{D}_K^1\left(\frac{i-m}{2}, \frac{j-n}{2}\right) \\
& + \sum_{m,n \in \mathbf{Z}} \hat{g}(m)\hat{h}(n) \overline{D}_K^2\left(\frac{i-m}{2}, \frac{j-n}{2}\right) \\
& + \sum_{m,n \in \mathbf{Z}} \hat{g}(m)\hat{g}(n) \overline{D}_K^3\left(\frac{i-m}{2}, \frac{j-n}{2}\right) \Big]
\end{aligned} \quad (5.12)$$

同理，我们运用相似操作能够得到其他增强的子带形式。当得出 $\overline{A}_1(i,j)$，$\overline{D}_1^1(i,j), \overline{D}_1^2(i,j), \overline{D}_1^3(i,j)$ 之后，再利用下面的公式，我们可以得到增强图像 $\overline{A}_0(i,j)$：

$$\begin{aligned}
\overline{A}_0(i,j) = 4 \times \Big[& \sum_{m,n \in \mathbf{Z}} \hat{h}(m)\hat{h}(n) \overline{A}_1\left(\frac{i-m}{2}, \frac{j-n}{2}\right) \\
& + \sum_{m,n \in \mathbf{Z}} \hat{h}(m)\hat{g}(n) \overline{D}_1^1\left(\frac{i-m}{2}, \frac{j-n}{2}\right)
\end{aligned} \quad (5.13)$$

$$+ \sum_{m,n \in \mathbf{Z}} \hat{g}(m)\hat{h}(n) \overline{D}_1^2\left(\frac{i-m}{2}, \frac{j-n}{2}\right)$$

$$+ \sum_{m,n \in \mathbf{Z}} \hat{g}(m)\hat{g}(n) \overline{D}_1^3\left(\frac{i-m}{2}, \frac{j-n}{2}\right)\Bigg]$$

由于多尺度对比度增强算法可以在不同尺度上增强特征,因此,它具备很多优势。

5.3 实验结果和结论

5.3.1 实验结果

为了测量算法的性能,我们从南佛罗里达大学 DDSM 数据库中选择图像进行实验。实验由两部分组成:第一部分是客观测量该方法用于对比度增强的有效性。为了定量测量该对比度增强方法的有效性,在图像的某个区域,我们基于拉普拉斯算子定义一个性能度量,该图像的区域对比度(RC)定义如下:

$$C_\omega(I) = \frac{1}{m}\sum_\omega c(x,y)\log(1+|c(x,y)|) \tag{5.14}$$

其中,像素点 (x,y) 的局部区域对比度 $c(x,y)$ 定义为

$$c(x,y) = 4I(x,y) - \{I(x-1,y) + I(x,y-1) + I(x+1,y) + I(x,y+1)\} \tag{5.15}$$

其中,$I(x,y)$ 是像素点 (x,y) 的灰度值,ω 是图像 $I(x,y)$ 的某个区域,参数 m 是对比度测量后区域 ω 内像素点的个数。该区域对比度测量与其他对比度测量标准相比,对噪声和抖动具有更强的鲁棒性,我们选取 10 张含有钙化或肿块的图像进行对比度实验,从 10 张乳房 X 射线照片中选取 10 个区域。在实验中,我们运用第 5.2 节提出的方法对每张图像进行图像增强,同时,在图像增强时通过调节确定参数 λ 的值,从而选取满足最好视觉效果的 λ 值。图像增强后,我们计算出区域对比度值(RCV)。图 5.2 为运用提出的方法增强图像区域后,不同增强因子的结果图。从图 5.2 所显示的区域中我们可以看出,增强后的图像区域比原始图像的区域具有更高的对比度,并且当

增强因子 λ 越大时，对比度的值也随之增大。

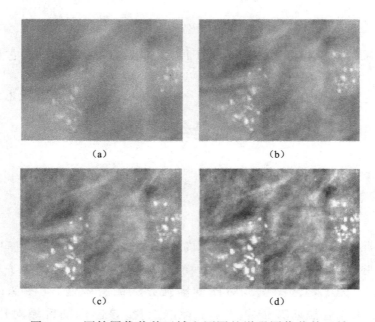

图 5.2　原始图像裁剪区域和原图的增强图像裁剪区域
(a)原始图像裁剪区域，(b)增强因子 λ＝1.8 的增强图像，
(c)增强因子 λ＝2.8 的增强图像，(d)增强因子 λ＝4.0 的增强图像

然而，增强因子高于某个阈值后会使增强图像的视觉效果变差，这是因为在对比度增强时也同时增强了噪声和背景变化。表 5.1 列出了未被增强图像（WE）的 RC 值、直方图均衡化图像（HQ）的 RC 值、反锐化掩模（UM）的 RC 值以及提出的直接图像增强方法（DE）的 RC 值。从表中我们可以看出，本章介绍的方法比直方图均衡化方法和反锐化掩模方法效果更好。

表 5.1　区域对比度值

No.	WE	HQ	UM	DE
1	0.98	2.37	10.68	11.65
2	0.80	1.83	8.92	10.33
3	1.32	3.30	13.91	12.81
4	1.29	2.26	13.74	12.61

第二部分　乳腺图像钙化异常增强与检测

续表

No.	WE	HQ	UM	DE
5	1.23	2.75	12.73	16.51
6	1.29	2.42	13.55	16.32
7	0.96	2.10	10.47	11.69
8	1.37	3.42	14.18	16.60
9	1.05	4.29	11.14	13.97
10	0.77	2.74	8.99	9.56

　　实验的第二部分是人的主观测试。在本实验中，主观测试是由一个经验丰富的专家完成，他从乳房 X 射线照片上检测到肿块或钙化区域。实验首先选取图像并分为两组，每个组都由 20 张癌变图像和 20 张正常图像组成。每张癌变图像都含有钙化区域或肿块区域。而每张正常图像不含有任何异常区域，例如，钙化区域、肿块区域或结构扭曲。专家根据一幅图像是否含有钙化区域或肿块区域确定其是否为癌变图像。其中一组用于未增强图像测试；而另一组用于图像增强后的测试。在图像增强处理时，我们运用正交小波进行 4 级小波变换。为了便于控制，对比度操作因子的值统一设定为 $\lambda_N^k(i,j) = \lambda$。

　　在未被增强的一组图像中，专家首先选用原始图像进行测试。在增强后的一组图像中，专家选取选取图像中的 ROI，然后运用本章提出的算法增强选取的区域。在图像增强过程中，专家可以手动调节参数使得图像视觉效果满足人的需求。当图像被增强以后，专家标记出损伤区域并指出存在癌变区域的置信度水平。置信度范围为 1～5，1 为阴性（表示绝对没有癌变区域）；而 5 为阳性（表示区域存在恶性病变）。对于那些未被检测到的真阳性癌变区域，我们也将其归为阴性一类。

　　收集到数据之后，我们运用 ROC 分析来对比两种诊断策略（图像增强后的诊断和未进行图像增强的诊断），ROC 曲线下面积用来量化表示每种诊断策略的质量，经过图像增强的癌变诊断策略（曲线下面积 0.94）比未经过图像增强的癌变诊断策略（曲线下面积 0.83）效率更高。

5.3.2 实验分析

对于目前的算法,因为在图像增强处理时采用相同的增强因子对不同尺度进行增强,因此,其优点在于放射科医生可以通过调节单个参数逐渐增强图像。然而,由于不同尺度需要的对比度增强是不同的,从而导致某些情况下图像增强效果并不理想,某些尺度细节需要比其他尺度选用更大的对比度增强因子。

第 6 章　结合聚类与支持向量机的钙化检测

本章中介绍一种检测钙化的方法，即在 FFDM 数据库中用加权 SVM 技术进行检测。首先使用改进的水平集分割方法分割可疑钙化区域，之后使用训练好的加权支持向量机对可疑区域分类。非钙化训练样本从分割区域中选择，和随机取样相比，它可以更好地集成到整个过程中。提取的 51 个特征中使用互信息准则来选择重要的特征，有 22 个特征被选择，并在训练和测试过程中使用。训练样本使用 PFCM 聚类对得出的可能性值和典型性值对钙化样本进行加权。用 410 张 FFDM 图像进行实验，实验结果用 ROC 曲线和自由响应受试者工作特征（free-response receiver operating characteristic，FROC）曲线分析，分析结果表明提出的方法明显优于传统的不加权支持向量机方法。

6.1　引　　言

微钙化在乳腺癌中很常见，在所有的病例中，大约有 30% ～ 50% 是微钙化。钙化是乳腺内出现小的钙质沉积，而在钼靶 X 射线乳腺图像中表现为颗粒亮点。由于钙化周围的组织形状多变和尺寸范围微小，单个的钙化有时比较难以检测。

在过去的数十年里，研究者已经提出了多种技术来处理计算机辅助诊断中的微钙化检测问题。粗略来说，可以分为传统的基础增强方法、多尺度分析方法和基于分类的方法。

Kim 等[31]根据一阶导数（如 Sobel 算子和 Roberts 算子）和局部的统计信息对乳腺摄影图像进行图像增强。Laine 等[29]对多尺度小波在乳腺 X 射线成像对比度增强方面进行了研究。

随着机器学习技术的发展与普及，大量机器学习方法也被用于微钙化检测中。El-Naqa 等[33]利用支持向量机（SVM）算法进行微钙化的检测，借鉴主动学习的想法，他们提出了一个迭代的学习方法。在一个有 76 幅乳腺图像的数据集（其中包含 1 120 个微钙化）中，他们的方法取得了 94％的灵敏度，每幅图像一个假阳性簇的错误率。Ge 等[34]构建了一个系统来识别微钙化，这个系统利用神经网络卷积算法在整幅乳腺图像上进行检测。在一个有 96 个病例，192 个图像的数据集上，当每张图有 0.12，0.61 和 1.49 个假阳性时，灵敏度分别达到 70％，80％和 90％。在 Oliver 等的工作[36]中，单个微钙化检测是基于局部图像一系列滤波器提取微钙化特征，然后用基于像素的提升分类器进行训练，并选择显著特征，最后通过检查每一个微钙化的附近区域寻找钙化簇。Malar 等[55]把小波纹理特征以及极限学习机（ELM）用于微钙化的检测和分类，该实验从 MIAS[56]数据集中提取 120 个感兴趣区域（具有 32×32 个像素的 ROI），他们取得了 94％的分类精确率。

以前大多数的微钙化检测工作都是在胶片扫描乳房 X 射线照片上进行。伴随着成像技术的发展。全视野数字乳腺 X 线摄影（FFDM）已经得到广泛的应用，比起胶片扫描的图像，他们有更好的成像质量[57]。胶片扫描图像和 FFDM 图像成像质量对比如图 6.1 所示，我们将集中处理 FFDM 图像。

本章中我们介绍一种 FFDM 图像的钙化检测方法。针对从图像中难以准确分割完整钙化点的问题，采用结合边缘点搜索和水平集分割方法的钙化分割方法，提高精度的同时缩短了分割时间。针对乳腺图像中有些组织的特征与钙化点类似，可能导致假阳性钙化的问题，采用了一种加权支持向量机去除伪正。

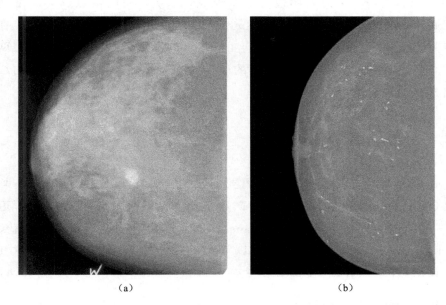

图 6.1 胶片扫描和 FFDM 图像质量对比图
(a) 胶片扫描图像,(b)FFDM 图像

6.2 相关技术简介

在介绍具体算法流程前,我们先介绍方法中用到的几个相关技术。对水平集分割方法、特征提取与基于互信息的特征选择等内容放在第 7 章中介绍,因为这些技术在肿块分析中也得到了广泛应用。

6.2.1 边缘点搜索算法

边缘点搜索算法由 IN Bankman 等在[58]中提出。对于给定的图像 $f(x, y)$,由于要分割的钙化点的边缘是包围局部最高灰度值像素(x_0, y_0)的闭合轮廓。对于每个像素点,关于 $f(x_0, y_0)$ 的灰度梯度 $s(x,y)$ 被定义为[58]

$$s(x,y) = \frac{f(x_0, y_0) - f(x, y)}{d(x_0, y_0, x, y)} \quad (6.1)$$

其中，$d(x_0,y_0,x,y)$ 为局部最大灰度值点 (x_0,y_0) 和搜索点 (x,y) 之间的欧式距离。沿着像素点 (x_0,y_0) 到 (x,y) 的直线上灰度梯度值 $s(x,y)$ 在边缘点是最大值。从而得到一个方向上的边缘点，得到的边缘点的个数跟两个方向之间的夹角 θ 有关。最后得到的所有边缘点的连线形成的闭合曲线即为目标区域的轮廓。

6.2.2 C-均值聚类

C-均值聚类算法是一类非常重要的聚类分析算法，主要包括硬 C-均值聚类（hard c-means，HCM），模糊 C-均值聚类（fuzzy c-means，FCM），可能性 C-均值聚类（possibilistic c-means，PCM）以及可能性模糊 C-均值聚类（possibilistic fuzzy c-means，PFCM）算法等几大种类。下面简单介绍这几种聚类算法，并重点介绍 PFCM 聚类。

1. C-均值聚类概述

C-均值聚类算法的分簇依据是样本间的相似程度，同一个簇中元素具有较高的相似度，而簇与簇之间的相似度较低，从而将样本目标分为 c 个簇，其中通过计算每个簇中目标属性的平均值得到聚类的中心，也称为聚类中心。

在 C-均值聚类算法中，倘若设有 n 个向量 x_j（$j=1,2,3,\cdots,n$），分为 c 个组 G_j（$j=1,2,3,\cdots,c$）。C-均值聚类算法中目标函数为

$$J(\Gamma,\nu)=\sum_{i=1}^{c}\sum_{j=1}^{n}\gamma_{ij}\parallel\chi_j-\nu_i\parallel^2 \tag{6.2}$$

其中，Γ 表示的是划分矩阵，ν 代表的是聚类原型矩阵，γ 表征目标特征参数集合。

根据聚类的分类准则和目标函数不同，C-均值聚类算法可分成两类，硬聚类算法和软聚类算法。硬聚类算法是最早的算法，在这种算法中，每个数据对象被排他地归到某一个簇中。实际应用中，有些数据对象并不能确定的归于某簇，也就是说样本可能跨越多个簇。这时软聚类算法更合适。

数据集合 X 的 C-均值聚类可以表示成一个 $c\times n$ 阶的矩阵 u_{ij}。下列三式分别代表三种不同的 C-均值聚类方法，公式（6.3）表示可能性 C-均值聚类、公式（6.4）表示模糊 C-均值聚类、公式（6.5）表示硬 C-均值聚类

$$M_{pcn} = \{U \in R^{cn} \mid 0 \leqslant u_{ij} \leqslant 1, \forall i,k; \forall k \exists i \ni u_{ik} > 0\} \quad (6.3)$$

$$M_{fcn} = \{U \in M_{pcn} \mid \sum_{i=1}^{c} u_{ik} = 0, \forall k; \sum_{k=1}^{n} u_{ik} > 0, \forall i\} \quad (6.4)$$

$$M_{hcn} = \{U \in M_{fcn} \mid u_{ik} = 0 \text{ 或 } 1, \forall i,k\} \quad (6.5)$$

从以上的公式定义可以看出,三种聚类方法的差别主要存在于如何衡量"归属"这个概念之上。硬聚类方法之中,对于任何一个元素,属于一类,或者不属于一类,也就是说对应隶属度的值只能取 0 或 1。而模糊聚类方法之中,其隶属度的取值则可以在 0～1 之间,只要满足同一数据对所有类别的隶属度之和为 1 就可以了,并不是简单的非此即彼。在可能性聚类方法中,用典型度衡量数据归属,并进一步放松了典型度的归一化约束。由此可知:

$$M_{hcn} \subset M_{fcn} \subset M_{pcn} \quad (6.6)$$

硬 C- 均值聚类算法具有计算简单、适合处理大数据集等优点。但是硬 C- 均值聚类方法对数据的划分生硬。FCM 的主要特点在于此种聚类方法用模糊集合的方式进行划分,每个数据对每个聚类中心的隶属度可以处于 [0,1] 之间。由于 FCM 算法设计比较简单,而且易于实现,因此被广泛应用在聚类中。

与 FCM 算法有所不同的是,PCM 算法是选用样本的典型性作为分类标准,从而放宽了隶属度需要归一化这个约束,样本点的隶属度只要不全为负或 0 即可。因此,数据对一个类的隶属程度不再与其他类有关联,仅仅代表自己对该类的典型性,真实反映了它们相对于各个聚类中心点的位置。在 PCM 算法结果中,噪声点的典型度都会比较低,相对贴近实际情况。PCM 算法具有较强的抗噪能力,克服了 FCM 的固有缺陷。但是 PCM 也存在着一些固有缺点,例如,初始聚类中心的取值将对结果产生很大影响。当多个初始聚类中心都来自于同一个聚类时,并不能产生理想的聚类效果。

2. 可能性模糊 C- 均值聚类算法

为解决上述算法的存在的问题,Nikhil Pal 与 Kuhu Pal 提出了 PFCM 算法。该算法的目标函数模型如下[59]:

$$\min\{J_{m,n}(U,T,V;X) = \sum_{k=1}^{n}\sum_{i=1}^{c}(au_{ik}^{m}+bt_{ik}^{n})\times\|x_{k}-\nu_{i}\|^{2}+\sum_{i=1}^{c}\gamma_{i}\sum_{k=1}^{n}(1-t_{ik})^{\eta}\}$$
$$(6.7)$$

其中，$\sum_{i=1}^{c} u_{ik} = 1, \forall k = 1, \cdots, n$，并且 $0 \leqslant u_{ik}, t_{ij} \leqslant 1$。上式中，$a > 0, b > 0$，$m > 1, \eta > 1$。

PFCM 中的参数 a 是用以表征隶属度值影响，b 用以表征典型性值的影响。假如参数 b 比参数 a 大，则在聚类中心的计算过程中将更多地受到典型性值的影响，此时算法对噪声应有更强的鲁棒性。

若对于所有的 i 以及 $k, m > 1$，有 $D_{ik} = \| x_k - \nu_i \| > 0$，并且 X 中至少含有 c 个独立数据点，则如下 $(U, T, V) \in M_{fcn} \times M_{pcn} \times R^p$ 是 $J_{m,\eta}$ 最小的条件：

$$u_{ik} = \left[\sum_{j=1}^{c} \left(\frac{D_{ikA}}{D_{jkA}} \right)^{2/(m-1)} \right]^{-1}, \quad 1 \leqslant i \leqslant c, 1 \leqslant k \leqslant n \quad (6.8)$$

$$t_{ik} = \frac{1}{1 + \left(\frac{b}{\gamma_i} D_{ikA}^2 \right)^{\nu(\eta-1)}}, \quad 1 \leqslant i \leqslant c, 1 \leqslant k \leqslant n \quad (6.9)$$

$$\nu_i = \frac{\sum_{k=1}^{n} (au_{ik}^m + bt_{ik}^\eta) X_k}{\sum_{k=1}^{n} (au_{ik}^m + bt_{ik}^\eta)}, \quad 1 \leqslant i \leqslant c \quad (6.10)$$

PFCM 的算法核心步骤如下：

(1) 设置聚类数 $c, 1 < c < n$；保证 $m \in [1, \infty)$；

(2) 将迭代次数初始化 $L = 1$，设定最大的迭代次数 $L_{\max}$；

(3) 初始化可能性划分矩阵 $u_{ik} \in [0, 1]$，给定 η 或者估计 η；

(4) 重复以下过程，直到目标函数与上次结果的差小于给定阈值或迭代次数大于最大迭代次数，即 $L > L_{\max}$；

① 利用公式(6.8)计算，从而更新隶属度原型矩阵 U；

② 利用公式(6.9)计算，从而更新典型度原型矩阵 T；

③ 利用公式(6.10)计算，从而更新聚类中心 V；

④ L 增加一次；

(5) 重新估计 η，重复步骤(4)[59]。

PFCM 比 FCM 对数据提供了更丰富的信息量，除了通过提供隶属度以确认数据的划分之外，还提供各点的典型性值。PFCM 得出的结果模型更少受到噪声的影响。PFCM 解决了 FCM，PCM 等各自无法避免的问题。PFCM 中的 U 及 T 矩阵并不与 FCM 中的 U 矩阵或 PCM 中的 T 矩阵含义相同，它们各自作为独立的估计矩阵，却共同分享同样的数值属性。

6.2.3 加权 SVM 方法

给出一组向量 $x_1,\cdots,x_n$ 和它们相对应的标签 $y_1,\cdots,y_n$,其中 $y_i \in \{+1,-1\}$,SVM 分类器在核空间定义了一个超平面 (w,b),它能通过最大距离将训练数据分开。

对于加权 SVM,每一个样本带有标准 SVM 中有的数据向量 x_i 和标签 y_i 的样本,除此之外,样本还包括一个置信度值 ν_i。对于超平面 (w,b) 和间隔归一化函数 f,定义加权样本 (x_i,y_i,ν_i) 的有效加权函数间隔为 $f(\nu_i)y_i(\langle w \cdot x_i \rangle + b)$,其中 f 是一个单调递减函数。为了排除噪声和离群点的影响,不能仅仅考虑靠近边界的样本,还需要考虑更多的训练样本。

定义(间隔松弛变量)[60]:给定值 $\gamma > 0$,对于超平面 (w,b) 和目标间隔 γ,一个样本 (x_i,y_i) 的间隔松弛变量定义:

$$\zeta_i = \max(0, \gamma - y_i(\langle w \cdot x_i \rangle + b)) \tag{6.11}$$

它的大小衡量了一个点距离超平面 (w,b) 的间隔没有达到 γ 的程度,如果 x_i 被 (w,b) 误分,这时 $\zeta_i > 0$。为了将软间隔分类器推广为加权的软间隔分类器,引进了松弛变量的加权形式。

定义(有效的加权间隔松弛变量):对于超平面 (w,b) 和间隔归一化函数 f,松弛归一化函数 g 和目标间隔 γ,样本 (x_i,y_i,ν_i) 对应的有效加权间隔松弛变量定义为

$$\begin{aligned}\zeta_i^w &= g(\nu_i)\max(0, \gamma - y_i f(\nu_i)(\langle w \cdot x_i \rangle + b)) \\ &= g(\nu_i)\zeta_i \end{aligned} \tag{6.12}$$

其中,f 是一个单调递减函数 $f(\cdot) \in (0,1]$,g 是一个单调递增函数 $g(\cdot) \in (0,1]$。

加权 SVM 可以表述为:给出一个训练样本集 $S = ((x_1,y_1,\nu_1),\cdots,(x_n,y_n,\nu_n))$,超平面 (w,b) 解决如下优化问题

$$\begin{aligned}&\text{minimize} \langle w \cdot w \rangle + C\sum_{i=1}^{n}g(\nu_i)\zeta_i \\ &\text{s.t.} \quad y_i(\langle w \cdot x_i \rangle + b)f(\nu_i) \geq 1 - \zeta_i, \quad i=1,\cdots,n \\ &\quad\quad \zeta_i \geq 0, i=1,\cdots,n \end{aligned} \tag{6.13}$$

实现了最大加权软间隔超平面。如果函数 f 和函数 g 都被设为定值 1,

那么非线性加权支持向量机(WSVM)与标准的 SVM 重合。

在上面的公式中,最终的决策平面受那些低置信度样本的间隔违反问题影响很小,而那些置信度高的样本将会很大程度上影响最终的决策平面。同标准的 SVM 中一样,这个优化问题可以通过使用顺序最小的优化技术(SMO)来解决。

6.3 提出的方法

6.3.1 方法流程

整个钙化检测算法的处理具体流程是:首先,对于每个图片,通过局部最大灰度值点定位可疑钙化区域,利用 16 个边缘点搜索算法粗分割可疑钙化区域,接着用前面粗分割结果拟合圆形去初始化水平集分割方法的初始边界,对分割出的可疑钙化区域提取出多个几何特征和纹理特征,然后利用基于互信息理论的特征选择方案选择出重要的特征,利用可能性模糊 C-均值聚类算法把样本分成两类,通过聚类得出的可能性值和典型性值计算出样本权重,最后用非线性加权支持向量机训练样本,得到钙化分类模型。在测试阶段,对给定的一个新的图像,对图像进行与上述过程类似的处理,定位可疑钙化区域,分割可疑钙化区域,提取特征,使用得到的模型对可疑钙化样本进行分类,得到的钙化区域可以用于后续钙化簇的检测中。具体流程如图 6.2 所示。

6.3.2 结合边缘点搜索和水平集的钙化分割

这里介绍的钙化分割方法是针对较大的钙化进行处理的,对于分割小的微钙化将遇到一些困难,所以采用文献[61]中所使用的方法来克服这个问题。钙化的分割包括两个步骤:首先,使用边缘点检测算法检测 16 个边缘点,作为钙化粗分割,然后使用水平集分割方法细化初始分割,并且使用粗分割结果拟合出一个圆形作为活动轮廓的初始轮廓。边缘点搜索是从种子点出发,在 16 个等距离直线方向上进行的。我们选择直线搜索长度为 15。对于每个局部最大灰度值点,通过边缘点搜索算法可以得到 16 个边缘点。把

第二部分　乳腺图像钙化异常增强与检测

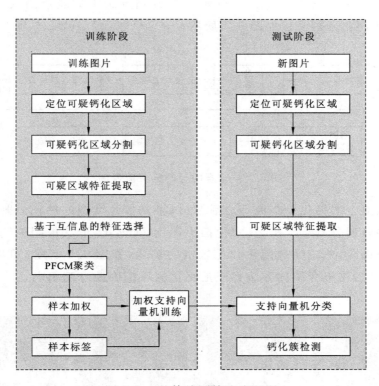

图 6.2　整体检测算法流程图

局部最大灰度值点作为水平集分割方法的中心点，16 个边缘点拟合出一个圆形，作为水平集分割方法的初始轮廓。对可疑钙化区域进行分割，分割结果如图 6.3 所示。

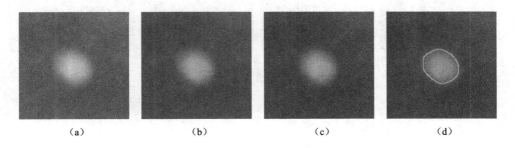

图 6.3　分割步骤结果图
(a) 包含钙化的区域，(b) 16 个边缘点，(c) 拟合的圆形，(d) 水平集分割结果

另外，本章中分割算法使用的水平集分割方法中的能量函数[62,63]见第7章。具体钙化分割流程如图6.4所示。

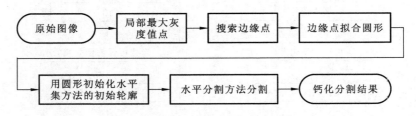

图 6.4　结合的分割算法流程图

经过整个的钙化分割流程之后，可以得到各种类型的钙化分割结果图，选取一些典型分割结果图，其中包括小钙化，大钙化，形状规则的钙化，形状不规则的钙化，比较亮的钙化和比较暗的钙化，如图6.5所示。可以发现对于各种钙化，这里介绍的方法都能把钙化区域精确地分割出来。

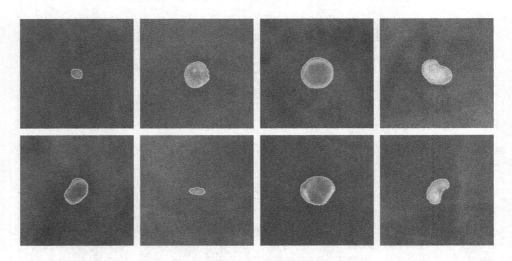

图 6.5　钙化最终分割结果图

6.3.3　可疑区域特征提取

初始检测出的可疑区域包含大量的非钙化区域，为了去掉伪正，我们对可疑区域提取特征并训练分类器。

对钙化可疑区域提取的 14 个几何特征,包括面积、周长、致密度、归一化矩、傅里叶特征、基于特征的归一化径向长度特征和相对梯度走向特征,详细特征如表 6.1 所示。

表 6.1 从钙化点边界提取的几何特征

特征索引	特征	说明
GF1	钙化点的面积	分割出的区域中像素点的个数
GF2	钙化点的周长	钙化边界的像素点个数
GF3	致密度	边界的粗糙程度
GF4	NDM2	归一化矩
GF5	NDM3	
GF6	NDM4	
GF7	傅里叶特征	傅里叶特征计算以边界像素作为一个复数
GF8	NRL 平均值	基于特征的归一化径向长度的统计值
GF9	NRL 标准差	
GF10	NRL 熵	
GF11	NRL 面积比	
GF12	RGO 平均值	相对梯度走向统计值
GF13	RGO 标准偏差	
GF14	RGO 熵	

GLCM 纹理特征包括能量、熵、相关性、逆差矩、对比度、阴影聚类和方差。在计算特征时,灰度 G 被扩展到 16 级度。按惯例扫描在 $0°,45°,90°$ 与 $135°$ 方向的钙化带而构建四个 GLCM。对每一方向计算上述 7 个特征,这样就得到 28 个特征。所用距离 $d=1$[64]。注意对 $45°$ 与 $135°$ 而言,所用实际距离为 $d=\sqrt{2}$。

除了基于 GLCM 的特征,也提取了一些基于小波的特征。多尺度表示已被广泛用于在图像处理应用中。小波分析是其中最常用的技术之一[65]。这里使用非抽样 Daubechies 小波变换对每个感兴趣区域(窗口大小 16×16)进行滤波。各子频带的熵和能量被用作特征。对于每个子图像,归一化能量和熵的计算公式如下[61]:

$$\text{Energy} = \frac{\sum_i \sum_j x_{ij}^2}{N^2} \tag{6.14}$$

$$\text{Entropy} = -\frac{\sum_i \sum_j \left[\frac{x_{ij}^2}{\text{norm}^2}\right]\log_2\left[\frac{x_{ij}^2}{\text{norm}^2}\right]}{\log_2 N^2} \tag{6.15}$$

其中，x_{ij} 是子图像的第 ij 个像素值，且 $\text{norm}^2 = \sum_i \sum_j x_{ij}^2$。

对钙化进行 Daubechies 小波分解之后结果图如图 6.6 所示。

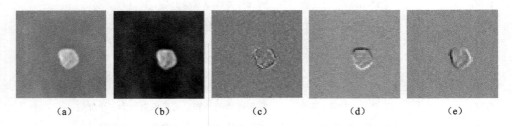

图 6.6　钙化进行 Daubechies 小波分解结果图
(a) 原始钙化小块，(b) 近似分量，(c) 水平细节分量，(d) 垂直细节分量，(e) 对角细节分量

纹理特征小结：对于每个可疑钙化区域，以其中心点为窗口中心点提取 16×16 的小块，之后进行的纹理特征提取都是在小块上进行的。这里除了提取可疑钙化区域平均灰度值(TF1)和可疑区域和背景区域的灰度差(TF2)，也提取了灰度共生矩阵相关特征和小波纹理特征。提取的几个灰度共生矩阵特征包括自相关(TF3)，对比度(TF4)，相关性(TF5)，突出聚类(TF6)，阴影聚类(TF7)，能量(TF8)，熵(TF9)，同质性(TF10)，最大概率(TF11)，平方和(TF12)，共生和均值(TF13)，共生和方差(TF14)，共生和熵(TF15)，共生差方差(TF16)，共生差异熵(TF17)，相关性信息测度(TF18，TF19)，归一化逆差(TF20)和归一化逆差矩(TF21)。对于每个小块进行三层小波分解，会生成 12 个子图像。第一级分解包含大部分的噪声，特征从第二级和第三级的子频带中提取。对于每个感兴趣区域可以提取 16 个小波特征，分别为第二级分解的近似系数矩阵计算的能量和熵，标记为 TF22-TF23。水平方向的系数矩阵计算的能量和熵，标记为 TF24-TF25，垂直方向的系数矩阵计算的能量和熵，标记为 TF26-TF27，对角方向的系数矩阵计算的能量和熵，标记为 TF28-TF29，第三级分解的定义和第二级分解类

似,标记为 TF30-TF37。

6.3.4 设计的样本加权方案

在使用基于互信息的特征选择方法选取特征后,对可疑区域提取对应特征,获得钙化和非钙化样本。使用 PFCM 聚类算法对样本进行聚类。我们把每个样本提取的特征形成的特征向量当做一个数据点。对于每一个样本,进行 PFCM 聚类之后,都会有一个可能性值和一个典型性值。

假设 y_i 表示样本 i 的标签且让 $y_i \in \{+1, -1\}$ 表示类别(钙化和非钙化)。对应标签可以根据医师的手工标注信息获取。让 MU_i 表示样本 i 属于钙化的可能性,MT_i^{+1} 表示样本 i 属于钙化的典型性,MT_i^{-1} 表示样本 i 属于非钙化的典型性。MU_i,MT_i^{+1} 和 MT_i^{-1} 可以通过 PFCM 聚类得到,且它们的值均在 0 ~ 1 之间。

我们想给更确信的样本更多的权重,所以定义权重 $W1_i$ 为

$$W1_i = \frac{1+y_i}{2} \times MU_i + \frac{1-y_i}{2} \times (1 - MU_i) \qquad (6.16)$$

如果是钙化样本($y_i = +1$),我们可以简化公式为 $W1_i = MU_i$,如果是非钙化样本($y_i = -1$),我们可以简化公式为 $W1_i = 1 - MU_i$。用这种方式,如果一个样本是钙化样本,且它属于钙化的概率越高,权重 $W1_i$ 越大,反之权重越小。

除了用 PFCM 聚类得到的可能性值,我们也使用得到的典型性值。考虑到典型性值的权重定义为

$$W2_i = \frac{1+y_i}{2} \times MT_i^{+1} \times (1 - MT_i^{-1}) + \frac{1-y_i}{2} \times (1 - MT_i^{+1}) \times MT_i^{-1}$$

$$(6.17)$$

对于典型的钙化和非钙化,他们的权重 $W2_i$ 比较高。例如,对于一个典型的钙化样本 x_i,在公式中第一项趋近于 1,由于 $y_i = 1, MT_i^{+1} \approx 1$,$MT_i^{-1} \to 0$。同样的,对于一个非典型的钙化,公式中的第二项也非常大,然而对于噪声点来说 $W2_i$ 比较小,因为 MT_i^{+1} 和 MT_i^{-1} 都趋近于 0。

我们同时考虑可能性值和典型性值,最终定义样本 i 的权重为

$$W3_i = W1_i \times W2_i \qquad (6.18)$$

最终达到的效果是,越是确定的样本,给予越大的权重,越是典型的样本,给予越大的权重。从而达到了想达到的越重要的样本给予越大的权值的目的。

6.4 检测结果及分析

我们使用的FFDM数据集名为INbreast1.0[9]。数据集是在2008年4月至2010年7月获得的;采集设备是西门子MammoNovation与非晶硒的固态检测器,像素大小为70 μm,灰度级为14-bit。图像矩阵的分辨率为3 328×4 084或2 560×3 328,取决于在采集中使用的压缩板大小,压缩板的大小是由乳房的大小决定的。图像被保存在DICOM格式中。所有隐私的医疗信息,已从DICOM文件中删除,同一患者的图像之间的对应关系与随机生成的患者识别保持相同。

INbreast已经包含筛查,诊断和随访病例的FFDM图像。筛选是按照国家和地区标准做的。诊断是当筛查显示异常迹象的时候做的,以保证随访的图像发现癌症之前被发现和治疗。共收集115例,其中有90例包含两个乳房图像(MLO和CC),其余的25例来自那些做过乳房切除手术和只有一个乳房的妇女的两个视图的图像,这个总共有$90\times4+25\times2=410$张图像,其中91例中的8例,每个乳房的两幅图在不同的时间(后续)获得。该数据库包括正常乳房X射线图像,包含肿块、钙化簇、结构扭曲的图像,也包含不对称性异常和其他多种病症的图像。良性钙化通常比与恶性钙化大,通常较粗,且常为圆形光滑边缘,而且更容易看到。

在410张图中,钙化出现在其中301张上,27个钙化簇出现在21张图上(每张图上约1.3个钙化簇)。总共有6 880个微钙化在299张图上被独立标示出来(每张图约23个钙化点)。在这里,排除掉非常小的微钙化点后,我们得到了2 748个微钙化,分布在232张图上(每张图约11.8个微钙化点)。因一个钙化簇可能包含几十个微钙化点,这里使用文献[66]中定义的钙化簇准则。即如果在1 cm^{2}面积中,算法检测出了至少3个真实的钙化点,则检测结果是一个真阳性簇,否则是一个假阳性簇。按这个准则,得到的钙化簇数目是76。

6.4.1 钙化点分割结果

我们的方法首先分割出可疑的钙化区域,然后使用 WSVM 减少假阳性检测结果。如果在分割步骤中钙化点不在检测结果中,那么就不会出现在最后的检测结果中。对比输出图像及其相应的标注,表明所有的钙化簇已在第一分割阶段被检测到。图 6.7 显示了图像的分割阶段。

在图 6.7(a)中,钙化簇被圆圈标记出来。图 6.7(b)显示在第一阶段分割输出的掩模,可以看出,该钙化簇已被正确检测出来。放大部分图像示于图 6.7(c),图 6.7(d)。

为了量化分割结果的好坏,我们使用被广泛用于图像分割评价中的 Dice 系数 D。D 的范围是 $0 \sim 1$,0 表示没有重叠,1 表示完全重叠。公式定义为

$$D = 2\frac{2(A \cap G)}{(A \cap G + A \cup G)} \times 100\% \tag{6.19}$$

其中,A 是分割方法分割出来的区域,G 是手工标注的区域。100 张钙化分割图的平均 D 值是 93.8%,表明本章使用的方法对钙化分割的精确率较高。

6.4.2 特征选择结果

由于总共有 2 748 个微钙化点,大约有一半被用做练数据集,我们把从 116 幅图中提取的 1 382 个钙化作为钙化样本在训练中使用。此外,还从 117 幅只包含钙化簇的图像和 88 幅不包含钙化和钙化簇的图像中选择的两倍多的非钙化样本。也就是说,总共有 205 幅图像用于训练(含有 1 382 个微钙化点,38 个钙化簇和 2 764 非钙化样本),剩下的 205 幅图像(117 幅图像包含微钙化点或钙化簇,88 幅图像不含钙化)用于测试;测试数据集包括 116 幅图像(包含 1 366 个微钙化点,其中 10 张图包含 38 个钙化簇)。不像常规的随机选择,这里非钙化的选择考虑到初始检测过程。也就是说,非钙化样本是从水平集分割方法分割结果里,不含钙化的可疑区域中选择的。因此,负样本是特定于使用的分割方法,该方法比传统的随机选择方法更有优势。总共有 4 146(1382×3)个训练样本。

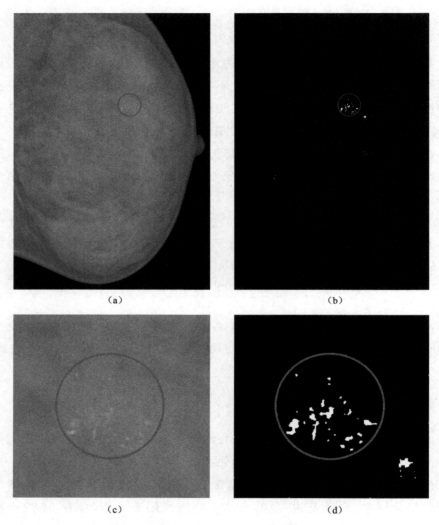

图 6.7 可疑钙化区域分割
(a) 原始图像,圆圈中包含钙化簇,(b) 可疑钙化区域分割掩码,
(c)(a) 中钙化簇区域放大图,(d)(b) 中钙化簇区域分割掩码放大图

  每个钙化或非钙化被 16×16(1.12 mm $\times$ 1.12 mm,像素分辨率为 0.07 mm)的窗口覆盖,将可疑钙化区域的中心作为其中心。几何特征是从水平集分割方法分割结果中提取,GLCM 和小波纹理特征从窗口区域提取。

用所提取的特征和已知类标签,使用互信息进行特征选择从而选择出重要的特征。我们提取了 51 个特征(14 个几何特征,2 个灰度特征,19 个 GLCM 特征以及 16 个小波特征)来表示钙化和非钙化样本,并通过互信息排序,排在前 30 的特征,如表 6.2 所示。

表 6.2 经过互信息排序之后的前 30 个特征

排序	特征编号和名称	排序	特征编号和名称	编号	特征编号和名称
1	TF2,灰度差	11	TF31,小波三级分解的近似矩阵的熵	21	GF11,NRL 面积比
2	GF3,圆形度	12	TF3,GLCM 自相关性	22	GF13,RGO 标准差
3	TF17,差异熵 GLCM	13	GF10,NRL 熵	23	TF20,GLCM 归一反差
4	TF23,小波二级分解近似矩阵的熵	14	TF6,GLCM 簇显著性	24	TF22,小波二级分解的近似矩阵能量
5	TF4,GLCM 对比度	15	GF8,NRL 均值	25	TF9,GLCM 熵
6	GF1,钙化面积	16	GF4,NDM2	26	TF33,小波三级分解水平系数矩阵的熵
7	GF7,傅里叶特征	17	TF25,小波二级分解水平系数矩阵的熵	27	TF12,GLCM 平方和
8	TF1,钙化区域平均灰度值	18	TF36,小波三级分解的对角系数矩阵的能量	28	TF10,GLCM 同质性
9	GF12,RGO 均值	19	TF15,GLCM 熵总和	29	TF28,小波二级分解的对角系数矩阵的能量
10	GF2,钙化周长	20	GF5,NDM3	30	TF32,小波三级分解水平系数矩阵的能量

我们使用了 5 折交叉验证方法来选特征的数量;训练样本被平均分为 5 个子集,4 个子集被用做训练数据集,剩余的一个子集用于测试。对平均性能进行记录,用于设置参数值。对于这里的分类,我们使用了标准支持向量机(径向基函数核);更具体地,使用了 LIBSVM 工具箱。参数 C 和 σ 在 SVM 从交叉验证集合 $\{2^{-5}, 2^{-4}, \cdots, 2^0, \cdots, 2^5\}$ 中获得。对于一个分类结果,用 TP 表示真阳性,FP 表示假阳性,TN 表示真阴性,FN 表示假阴性。TPR(真阳性率),TNR(真阴性率),正确率分别定义为

$$\mathrm{TPR} = \frac{\mathrm{TP}}{\mathrm{TP} + \mathrm{FN}} \tag{6.20}$$

$$TNR = \frac{TN}{TN + FP} \tag{6.21}$$

$$Accuracy = \frac{TP + TN}{TP + FP + TN + FN} \tag{6.22}$$

图 6.8 显示了分类准确率随着特征个数改变的变化情况。最初准确率随着添加的特征增加而增加,但添加了几个特征之后,准确率开始降低,这表明一些特征可能会降低分类器性能。特征数量是 22 的时候准确率最好,我们在测试阶段的实验中使用这些特征。从表 6.2 中列出的特征,我们可以看到选择的特征包括几何特征和纹理特征,这表明,几何形状和纹理特征在区分钙化和非钙化非常有用。最好的特征是灰度差,这是符合典型的钙化特性的,即钙化是比背景亮。第二有用特征是几何特征圆形度,这个对于区分钙化和其他亮的区域很有用,例如,血管,由于在血管区域是细长的而钙化是典型的圆形。其他常用的特征可能没有直接的解释,但是它们包含了降低假阳性的鉴别信息。

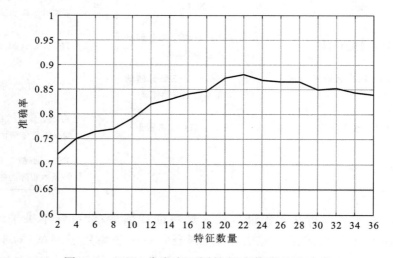

图 6.8 SVM 分类在不同特征个数下的准确率

6.4.3 钙化检测结果与对比

确定选定特征个数后,每个数据样本由包含 22 个特征组成的特征向量表示。对样本进行聚类,并且计算权重,接着使用加权支持向量机进行训练,之后进行测试。我们进行了两个检测实验,包括钙化和钙化簇的检测,在钙化点检测后,通过已经确定的钙化分组可以得到钙化簇。ROC 曲线用于评估钙化检测的性能,并把自由响应受试者工作特性曲线(free-response receiver operating characteristic,FROC)用于评估钙化簇检测的性能。标准的没有权重的支持向量机可以用于评价基于 PFCM 加权方案的效果。ROC 曲线是以灵敏度为 y 轴,1-特异度为 x 轴画出的曲线图。该曲线是通过对分类器中钙化输出的可能性取阈值产生的。FROC 曲线是由分类器达到的正确检测率(真阳性率)与每个图像假阳性(FPS)的平均数超过决策阈值的曲线。FROC 曲线可以作为检测结果在特异性和灵敏度的之间的权衡。

这里比较了两种支持向量机在微钙化分类问题上的性能,一种是标准的不加权的支持向量机,另一种是基于 PFCM 聚类的加权支持向量机。单幅图像上,标准不加权支持向量机和基于 PFCM 加权的支持向量机检测结果对比图如图 6.9 所示。可以看出加权支持向量机具有更好的检测结果。

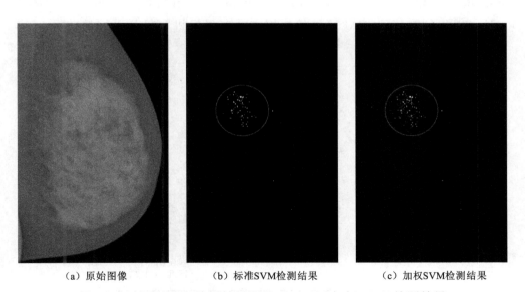

(a)原始图像　　　　(b)标准SVM检测结果　　　　(c)加权SVM检测结果

图 6.9　标准 SVM 检测结果和基于 PFCM 加权 SVM 检测结果

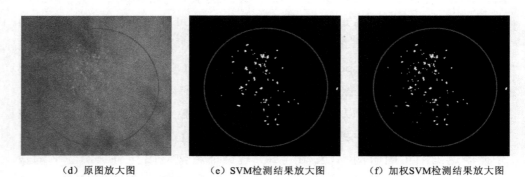

(d) 原图放大图　　　　　(e) SVM检测结果放大图　　　　(f) 加权SVM检测结果放大图

图 6.9　标准 SVM 检测结果和基于 PFCM 加权 SVM 检测结果（续）

与训练阶段类似，测试集包含 1 366 个正的钙化样本和从测试图像中分割出来的 2 732 个非钙化样本。这两种向量机的性能比较如图 6.10 所示，曲线与 X 轴包围的面积的 AUC(A_z)，用于比较两种方法的性能。标准不加权支持向量机的 AUC 为 82.68%，基于 PFCM 的加权支持向量机的 AUC 为 86.76%。可以看出，对于同样的训练和测试样本，和标准不加权的支持向量相比，提出的基于 PFCM 聚类的加权支持向量机机取得了更好的效果。

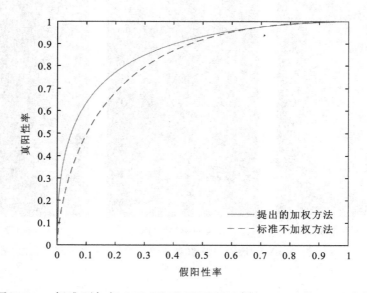

图 6.10　标准不加权 SVM 和基于 PFCM 加权 SVM 的 ROC 曲线

如图 6.11 所示,FROC 曲线比较了提出的基于 PFCM 的加权支持向量机方法和标准的不加权的支持向量机方法在钙化簇检测中的性能比较。我们提出的方法取得了 92% 的高灵敏度和每幅图 2.3 个假阳性钙化簇的假阳性率。在类似的灵敏度下,标准的不加权支持向量机获得的假阳性率为每幅图 4.7 个假阳性钙化簇。可以看出,和标准不加权支持向量机相比,基于 PFCM 聚类的加权支持向量机对于钙化簇检测效果明显较好。

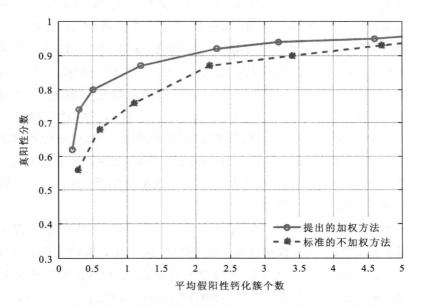

图 6.11 标准的 SVM 和基于 PFCM 聚类加权 SVM 的 FROC 曲线

6.4.5 实验结果比较与分析

过去的 20 年间已经有很多研究者研究过乳腺 X 摄影中微钙化的自动检测算法。Tiede 等[35]使用增强图像上的自适应阈值方法去分割微钙化,并且用一组基于矩的几何特征去减少假阳性。在含有 59 个钙化簇和 68 个钙化的 66 张图像数据集,他们获得了 100% 的灵敏度和 87.77% 的低特异性。Oliver 等[36]用一组滤波器提取图像特征,并且使用一个提升方法(Boosting)去区分钙化和非钙化。他们使用的数据集包括 MIAS 数据集(322

乳腺 X 摄影图片)和另一个包含 280 张全视野数字乳腺 X 摄影图片的数据库。他们的方法在检测钙化上通过 ROC 曲线分析得到的正确率为 $A_z = 0.85$,以及用于钙化簇的检测上,结果是 80% 的灵敏度和每幅图一个假阳性。Nunes 等[67]在 121 张乳腺 X 摄影图像的数据集上,综合三种对比度增强算法,取得的正确率为 $A_z = 0.93$。Papadopoulos 等[68]研究了五种图像增强技术和在 MIAS 和 Nijmegen 数据库中挑选的 60 幅乳腺 X 摄影图像的数据库上得到了 $A_z = 0.92$ 的钙化检测正确率。文献[69]提出了基于生物激励对比度检测算法的钙化簇检测算法,并集成了一个预处理步骤(曲线结构去除和图像增强)。在(DDSM)数字图像数据库的子集(82 幅图像,58 幅包含微钙化的和 24 幅正常的,钙化簇的数量为 82)上获得每幅图 0.4 个假阳性和 95% 的灵敏度的结果。Ge 等[70]开发了两套钙化簇检测系统,一个是基于全视野数字乳腺 X 摄影图像(FFDMs)的,另一个是基于胶片扫描乳腺 X 摄影图像(SFMs)的。他们在全视野数字乳腺 X 摄影数据库和胶片扫描乳腺 X 摄影图像中,分别获得每幅图 0.96 和 2.52 个假阳性的假阳性率,同时取得了 90% 的灵敏度。所用的全视野数字乳腺 X 摄影图像数据库包含 96 幅有钙化的图片和 108 幅正常的图片。

由于使用的数据库不同且钙化簇的定义也不同,很难直接比较不同方法的检测效果。在 DDSM 数据库中,通常使用不同的子集进行实验研究。上面介绍的大部分检测算法是在胶片扫描的乳腺 X 摄影图像数据集上进行研究的。这里,我们的方法是在 FFDM 数据库上进行实验的,因为,FFDM 图像比胶片扫描的图像具有更好的图像质量,也被广泛部署。从上述结果可以看出,我们的方法中,92% 的灵敏度和每幅图像的 2.3 假阳性钙化簇与上述方法效果更好或类似。这里应该说明的是,我们的方法是基于一个较大的数据集进行研究的。

第三部分

肿块异常分割、检测与良恶性识别

肿块是乳腺疾病X射线摄影诊断中最常见的直接征象,出现在超过90%的乳腺癌图像上,乳腺良、恶性病变均可表现为肿块阴影。这一部分我们关注肿块的分割、检测和良恶性识别。在钼靶图像上,肿块以相对致密区域出现,其特性可以用局部密度、梯度、纹理等属性来表达。肿块检测与分割是乳腺图像分析中重要的一步,这并不容易,因为肿块通常被乳腺中各种结构所包围,如薄壁组织、肌肉、血管、纤维组织等。

肿块的分割技术包括手动分割[71]、半自动分割[72]和全自动分割[73]。虽然手动分割被认为是最准确的肿块边界提取方法[74,75],但是却很费时,并且由于肿块边界可能不清晰,对同一个ROI,不同的人会给出不同的分割结果,甚至同一个人在多次分割中的结果也不一致。Huo等[76]提出了一种半自动的区域增长算法,这种方法需要专业的放射科医生选择区域增长的起点。Kobatake等[77]运用了变形的霍夫变换提取经过肿块中心附近的线,并根据以此形成的骨架线的数量来自动选择肿块的中心区域,郑等[78]将原始图像经过由两个核尺寸具有很大差异的高斯滤波处理,对得到的两张模糊图片相减得到的图像边缘作为区域增长的起点,Lou等[79]在从乳房区域的密度到背景区域密度值符合单调递减函数的假设前提下提出了一种分割算法。Petrick等[80]使用灰度图像中的局部极大值来选择种子,然后通过一个频率加权的高斯滤波构造梯度图像,最后提取以这张图片边缘为界的区域阈值,Qi和Snyder[81]提出了一种使用贝塞尔曲线对直方图进行内部插值的方法,以获取局部最大阈值的区域,据此对肿块区域进行分割。Guliato等[82]提出了一种基于像素的算法,他们的方法考虑了肿块区域边界周围存在的不确定性,旨在保存肿块和正常组织之间的过渡。Kobatake和Yoshinaga[77]从一张可能包含肿块病灶区域的子图像开始,算法主要依据梯度信息来进行查找。

大部分肿块检测算法主要由两阶段构成:第一阶段检测钼靶乳腺图像中的可疑区域,第二阶段则区分可疑区域是肿块还是正常组织。肿块检测第一阶段是采用基于像素型或基于区域型的算法[83]。对于基于像素型的方法,首先提取相邻区域的像素特征,然后确认是否可疑,代表性工作主要包括:随机松弛标示算法[84]、多分辨率方法[85]、基于像素纹理的方法[43]等。对于基于区域型的方法,首先使用一种滤波或者分割技术提取关心的区域。然后基于所提取的特征把每个区域分为可疑的区域或者不可疑区域。这些算法包括:基于适应性密度加权对比增强的算法[40]、模板匹配算法[86]等。基于区域型方法优于基于像素型方法的地方在于考虑到了空间信息和提取的特征直接与诊断信息相关(区域的形状和边缘)。肿块检测的第二阶段则一般采用模式识别与机器学习中分类算法来区分可疑区域中的肿块与正常组织,包括支持向量机(SVM)[87]、Boosting[88]等。

文献[89,90]研究了基于形态学成分分解等的肿块检测方法,文献[91]提出了基于活动轮廓模型的肿块检测研究,还有基于随机游走的肿块分割方法[92]。目前,商业CAD及研究成果中肿块检测的技术水平是灵敏度在85%左右时,每幅图像上假阳性区域1.5个。

在肿块的良恶性分类方面,文献[93]首先使用自适应区域生长方法得到肿块区域,然后从中提取包含圆形度、分数维、轮廓点到肿块中心距离函数等6种形态学特征进行良恶性的分类。文献[94]结合使用线性判别分析(LDA)的降维技术和非监督式的自适应共振理论(ART2)的分类方法来对肿块的良恶性分类。文献[74,75]中作者对医生手工勾勒出的乳腺癌图像的肿块轮廓进行了肿块良恶性分类的研究。其中,从离散轮廓点中提取转角函数作为特征。其作者从肿块轮廓附近区域基于灰度共生矩阵(GLCM)中提取基于梯度和纹理特征,其中轮廓区域定为沿轮廓线上点法向量方向内外各4 mm的区域。文献[95]使用胶带矫直变换(rubber band straightening, RBST)将肿块轮廓附近区域变换为矩形,然后对变换后的矩形中基于灰度共生矩阵和行程统计矩阵提取纹理特征,最后使用LDA完成分类。在文献[96]中,作者进一步提出了全自动的肿块分割算法,综合纹理特征和轮廓线的特征完成分类。文献[97]研究了对分割后的肿块提取区域和轮廓形态特征后采用多层感知器和小脑模型神经网络分类器来判断肿块的良恶性。文献[98]对肿块自动检测与良恶性分类技术进行了综述。

这部分包含5章,首先介绍肿块分析中的常用技术(第7章),然后介绍一种结合分水岭和水平集的肿块分割方法(第8章),接着介绍了一种基于窄带水平集和支持向量机的肿块检测方法(第9章),第10和11章介绍两种肿块良恶性识别方法,分别是基于互信息特征选择的方法(第10章)和基于L21范数的TWSVM分类器方法(第11章)。

第 7 章　相关技术介绍

本章主要介绍乳腺钼靶 X 线影像中肿块检测与识别中的常用技术，包括基本和改进的水平集分割算法，常用的几种特征包括形状特征、纹理特征以及统计特征等，介绍了基于互信息的特征选择方法和基本的 SVM 分类器。

7.1　引　　言

钙化、肿块和结构扭曲的检测问题，可以看做一个分类问题。需要取出可疑区域，提取特征并训练分类器。提取可疑区域的过程有两种方式：初略定位或精细分割。其中初略定位方法只需要找到可疑区域中心点，然后裁剪固定大小区域作为可疑区域。精细分割方法则需要进一步分割出可疑区域的边界轮廓。

对比这两种方式，初略定位的优势是比较简单，用阈值法等较简单的方法就可以实现，可以提取纹理特征。而精细分割需要使用相对高级一些的方法，如图割法（graph cut）和 snake 方法等，优势是除开纹理特征外，还可以提取几何特征。在一些应用场景中，几何特征是很重要的特点，例如肿块良恶性识别。已知典型的良性肿块具有圆形、平滑且清晰的边界，而恶性肿瘤通常具有多刺、粗糙且模糊的边界，几何特征对于区分肿块区域的良恶性具有较好的分辨能力。几何特征也有助于区分正常乳腺区域与钙化。

在本章中，我们介绍多个章节中用到的较通用的技术，包括基于水平集的分割方法，常用的特征提取方法，及基本的支持向量机分类器等。

边界分析被广泛用于区分良性与恶性肿块。前人已经研究了包括矩、致密度、突刺指数、分形维数等在内的一些特征。但是还存在一些非典型的情况，比如一些良性肿块可能是圆形的，但是具有多刺的外表或者模糊的边缘；而一些恶性肿瘤也可能呈现圆形或者简单的形状。纹理特征可以作为肿块分类的补充信息。图 7.1 为良性与恶性肿块的例图。

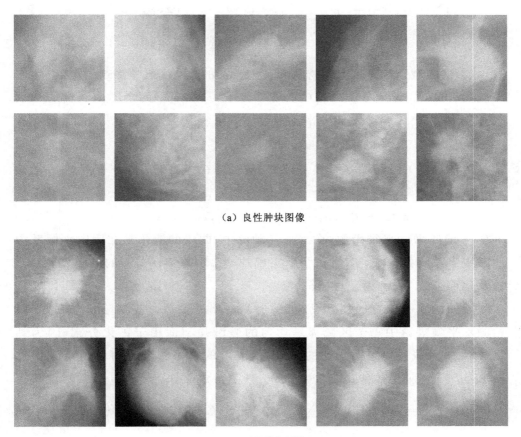

(a) 良性肿块图像

(b) 恶性肿块图像

图 7.1　钼靶图像样本

7.2 水平集分割方法

活动轮廓模型（ACM）可以基于边缘也可以基于区域。基本基于区域的 ACM 方法中，一个图像被假设成由两个相同的区域组成，这两个分割的区域轮廓被描述成权值为 $\lambda_1, \lambda_2 \geqslant 0$ 和 $\mu \geqslant 0$ 的能量函数[99,100]：

$$E^{cv}(C, c_1, c_2) = \lambda_1 \int_{outside(C)} |I_0(x,y) - c_1|^2 dxdy \\ + \lambda_2 \int_{outside(C)} |I_0(x,y) - c_2|^2 dxdy + \mu |C| \quad (7.1)$$

其中，C 是区域轮廓，$|C|$ 是轮廓的长度。inside(C) 代表轮廓 C 的内部区域，相应的，outside(C) 代表轮廓 C 的外部区域，c_1 和 c_2 是两个图像强度的常量且分别对应于 inside(C) 和 outside(C)。c_1 和 c_2 的最优值代表 inside(C) 和 outside(C)[100]区域的平均灰度。

等式(7.1)可以用水平集理论[100]表示。在该理论中，一个零水平集的 Lipschitz 函数[100]代表了一个 $C \subset \Omega$ 的二维轮廓

$$\varphi: \Omega \rightarrow \Re, i.e, C = \{(x,y) \in \Omega, \varphi(x,y) = 0\} \quad (7.2)$$

$\varphi: \Omega \rightarrow \Re$ 叫做水平集函数。在水平集理论中，曲线的演化是在固定坐标系中通过水平集函数 $\varphi(x,y)$ 的更新来实现的[100]。水平集函数 φ 的值随着轮廓 C 的变化而变化，内部为正，外部为负。

原始的水平集在应用到钙化（或肿块）分割时有一些缺陷[101]。例如，原始的水平集理论中每个区域都是均匀的假设并不适用于钙化分割，因为钙化（肿块）区域一般是不均匀的。可采用改进的水平集理论可缩放区域拟合（RSF）[102]，克服函数能量项中的缺点。其函数定义如下[102]：

$$E(\Phi, f_1, f_2) = \lambda_1 \int (\int K_\sigma(x-y) |I(y) - f_1(x)|^2 H(\varphi(y)) dy) dx \\ + \lambda_2 \int (\int K_\sigma(x-y) |I(y) - f_2(x)|^2 (1 - H(\varphi(y))) dy) dx \\ + \mu \int |\nabla H(\varphi(x))| dx + v \int \frac{1}{2} (|\nabla \varphi(x)|^2 - 1) dx$$

$$(7.3)$$

其中,φ 表示的是一个符号距离函数,具有性质 $\|\nabla\|=1$。H 表示的是单位阶跃函数,K_σ 表示的是 $\sigma>0$ 的高斯核函数,定义如下:

$$K_\sigma(x)=\frac{1}{(2\pi)^{\frac{n}{2}}\sigma^n}e^{-\frac{|x|^2}{2\sigma^2}} \tag{7.4}$$

在公式(7.3)中,前两项代表可缩放区域拟合项,最后一项是规一化水平集项。在式(7.3)中,$f_1(x)$ 和 $f_2(x)$ 这两个函数分别近似于 $\varphi(x)>0$ 和 $\varphi(x)<0$ 这两个区域的灰度值。结果表明 $f_1(x)$ 和 $f_2(x)$ 是在与像素 x 邻域的灰度值的加权平均值[102]。

文献[103]中的边缘信息能量项可融合到能量函数式(7.3)中,其定义为

$$E_\vartheta=\int_\Omega g|\nabla H(\varphi)|\mathrm{d}x\mathrm{d}y=\int_\Omega g\delta(\varphi)|\nabla(\varphi)|\mathrm{d}x\mathrm{d}y \tag{7.5}$$

其中,

$$g=\frac{1}{1+|\nabla G_\delta I|^2} \tag{7.6}$$

上式中,G_δ 代表高斯内核,其标准差为 δ。当曲线位于对象边界时它的能量值很小[102]。

为了进一步提高之前提出的水平集的性能,将传统水平集方法中的全局数据拟合能量引入到最优化问题中。因此,最终的水平集的能量函数为

$$\begin{aligned}E(\varphi,f_1,f_2)=&\lambda_1\int(\int K_\delta(x-y)|I(y)-f_1(x)|^2 H(\varphi(y))\mathrm{d}y)\mathrm{d}x\\&+\lambda_2\int(\int K_\delta(x-y)|I(y)-f_2(x)|^2(1-H(\varphi(y)))\mathrm{d}y)\mathrm{d}x\\&+\gamma_1\int|I(x)-c_1|^2(1-H(\varphi(x)))\mathrm{d}x\\&+\gamma_2\int|I(x)-c_2|^2 H(\varphi(x))\mathrm{d}x+\mu\int|\nabla H(\varphi(x))|\mathrm{d}x\\&+v\int g\delta(\varphi)|\nabla\varphi|\mathrm{d}x+w\int\frac{1}{2}(|\nabla\varphi(x)|^2-1)\mathrm{d}x\end{aligned} \tag{7.7}$$

其中,c_1 是内部区域的平均灰度值,c_2 是外部区域的平均灰度值。单位阶跃函数的计算方式近似于[100]

$$H_\varepsilon(\varphi) = \frac{1}{2}\left[1 + \frac{2}{\pi}\arctan\left(\frac{\varphi}{\pi}\right)\right] \quad (7.8)$$

相应的 Dirac 方法为文献[100]中提出的

$$\delta_\varepsilon(\varphi) = \frac{dH_\varepsilon(\varphi)}{d\varphi} = \frac{\varepsilon}{\pi(\varepsilon^2 + \varphi^2)} \quad (7.9)$$

7.3 特征提取

7.2.1 统计特征

统计特征能够反映图像灰度变化的规律,是对图像数学特征的抽象。目前常用在乳腺肿块的统计特征主要包括均值、方差、偏斜度和峰值等,它们在一定程度上,反映了乳腺钼靶图像在灰度上变化的规律,非常适合计算机进行处理。

均值

$$M_1 = \frac{1}{K}\sum_{i=1}^{K} I_i \quad (7.10)$$

方差

$$M_2^2 = \frac{1}{K}\sum_{i=1}^{K}(I_i - M_1)^2 \quad (7.11)$$

偏斜度

$$M_3 = \frac{1}{M_2^3}\sum_{i=1}^{K}(I_i - M_1)^3 \quad (7.12)$$

峰值

$$M_4 = \frac{1}{M_2^4}\sum_{i=1}^{K}(I_i - M_1)^4 \quad (7.13)$$

7.2.2 几何特征

我们的方法中使用了多个几何特征。

1. 致密度

致密度 C 是对封闭区域轮廓复杂性的一个检测指标。定义如下：

$$C = 1 - \frac{4\pi a}{p^2} \tag{7.14}$$

其中，p 与 a 分别指目标周长与目标面积。含有一些凹面或突刺的恶性肿块，与光滑圆形的良性肿瘤相比，通常具有较高的 C 值。

当 C 值为 0 时，表示的是圆形肿块；当 C 值接近于 0 时，形状接近于圆。如果一个肿块的边界比较粗糙，则 C 的值较大，表现为较低的致密度，即致密度在一定程度上反映了肿块边界的的粗糙程度。相同或者相似形状的肿块也会具有相似的致密度，但对于肿块形状相差较大的区域边界，其致密度变化比较大。同时该公式也表明，致密度 C 与平移、旋转和缩放均无关连。

2. 基于边界的矩特征

对图像的平移、旋转和尺度变换具有不变性是图像进行处理时应当具有的基本特性，为了解决上述问题，一些关于不变性特征的表示方法被提了出来，并且在目标分类和模式识别等领域得到了比较广泛的应用。如果用 N 像素 $\{(x_1,y_1),(x_2,y_2),\cdots,(x_N,y_N)\}$ 定义肿块的边界，边界用单值一维函数表达。欧几里得距离 $z(i), i=1,2,\cdots,N$ 是连接圆心 $(\bar{x},\bar{y})$ 与边界像素有序集的矢量。则其中 p 阶矩定义为

$$m_p = \frac{1}{N}\sum_{i=1}^{N}[z(i)]^p \tag{7.15}$$

p 阶中心矩定义为

$$M_p = \frac{1}{N}\sum_{i=1}^{N}[z(i)-m_1]^p \tag{7.16}$$

由于高阶矩对噪音比较敏感，会对分类结果造成一定的影响，在实际使用中，一般采用下述基于特征的三种矩：

$$\frac{(M_2)^{\frac{1}{2}}}{m_1} = \frac{\left[\frac{1}{N}\sum_{i=1}^{N}[z(i)-m_1]^2\right]^{\frac{1}{2}}}{\frac{1}{N}\sum_{i=1}^{N}z(i)} \tag{7.17}$$

$$\frac{(M_3)^{\frac{1}{3}}}{m_1} = \frac{\left[\frac{1}{N}\sum_{i=1}^{N}[z(i)-m_1]^3\right]^{\frac{1}{3}}}{\frac{1}{N}\sum_{i=1}^{N}z(i)} \tag{7.18}$$

$$\frac{(M_4)^{\frac{1}{4}}}{m_1} = \frac{\left[\frac{1}{N}\sum_{i=1}^{N}[z(i)-m_1]^4\right]^{\frac{1}{4}}}{\frac{1}{N}\sum_{i=1}^{N}z(i)} \tag{7.19}$$

可以看出这些特征是无量纲的，不因移动，旋转以及缩放而改变。

3. 傅里叶描述子

傅里叶描述子[96]建立在对目标边界序列的傅里叶变换基础上。对于一个给定的点序列$\{(x_0,y_0),(x_1,y_1),\cdots,(x_{N-1},y_{N-1})\}$，用复数$z_i = x_i + y_i i$ ($0 \leqslant i \leqslant N-1$)表示每一个点，用$a_i$表示序列的傅里叶系数：

$$a_n = \frac{1}{N}\sum_{i=0}^{N-1} z_i e^{\frac{-j2\pi n i}{N}} \tag{7.20}$$

已知傅里叶系数受轮廓的位置、大小、方向和起点影响。为了消除上述影响，将标准化的傅里叶描述子（NFD）定义为

$$\mathrm{NFD}(k) = \begin{cases} 0, & k=0 \\ \frac{|a_k|}{|a_1|}, & k=1,2,\cdots,\frac{N}{2} \\ \frac{|a_{k+N}|}{|a_1|}, & k=-1,-2,\cdots,-\frac{N}{2}+1 \end{cases} \tag{7.21}$$

其中，$|a|$是a的范数。可以看出NFD现在与目标轮廓的平移、缩放、旋转以及起点z_0的位置均无关。不规则边界与光滑边界相比具有更多高频的成分。文献[104]定义了傅里叶描述子测量，其更注重NFD的低频分量并能抵抗噪声，因此更适于区分平滑与不规则轮廓。

$$\mathrm{FD} = \frac{\sum_{k=-\frac{N}{2}+1, k\neq 0}^{\frac{N}{2}} \frac{\mathrm{NFD}(k)}{|k|}}{\sum_{k=-\frac{N}{2}+1, k\neq 0}^{\frac{N}{2}} \mathrm{NFD}(k)} \tag{7.22}$$

4. 基于归一化径向长度的特征

归一化径向长度(normalized radial length, NRL)的定义[72]为:从肿块中心到任一边界坐标的欧几里得距离,通过与最大径向长度 L_{max} 相除进行标准化。对于肿块轮廓,NRL 向量定义为 $R = \{r_i, 0 \leqslant i \leqslant N-1\}$,其中 N 是轮廓边界像素的数目,$r_i \leqslant 1$。用 NRL 向量提取了一些特征。

NRL 平均值

$$\mu_{NRL} = \frac{1}{N} \sum_{i=0}^{N-1} r_i \qquad (7.23)$$

NRL 标准差

$$\sigma_{NRL} = \sqrt{\frac{1}{N} \sum_{i=0}^{N-1} (r_i - \mu_{NRL})^2} \qquad (7.24)$$

NRL 熵

$$E = \sum_{k=1}^{N_h} p_k \log(p_k) \qquad (7.25)$$

其中,p_k 是径向尺寸位于 $(k-1) \times L_{max}$ 与 $k \times L_{max}$ 之间的概率,N_h 是直方图数量。

NRL 面积比

$$AR_{NRL} = \left\{ \frac{1}{N \times \mu_{NRL}} \sum_{k=0}^{N-1} (r_k - \mu_{NRL}) : r_k > \mu_{NRL} \right\} \qquad (7.26)$$

5. 相对梯度方向特征

相对梯度方向(relative gradient orientation, RGO),可基于此提出梯度信息中的一些新特征,用来检测基于轮廓像素相对梯度走向的突刺结构。如图 7.2 所示,将轮廓上一个点的半径方向与该点的梯度方向所夹锐角定义为 θ。良性肿块通常具有较圆形状,因此肿块边界上一点的梯度方向和该点的半径方向近似重合;而对边界多突刺的恶性肿瘤而言,由于边界的不规则性,梯度方向通常不同于半径方向。所以,多刺轮廓的角度 θ 通常大于圆形轮廓的角度。与 NRL 类似,将肿块边界的 RGO 矢量定义为 $\Theta^o = \{\theta_i^o, 0 \leqslant 1 \leqslant N-1\}$,其中 N 是轮廓边界像素的数目。

为了将值标准化为 $[0,1]$,将角度 θ_i 除以 $\frac{\pi}{2}$,由此得到 $\Theta =$

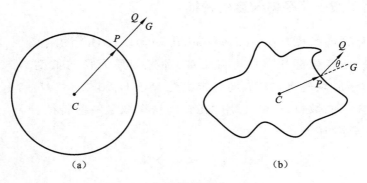

图 7.2 相对梯度方向(RGO)

(a) 在良性肿块为标准圆形的理想情况下,梯度方向$\overline{PQ}$与径向$\overline{CP}$一致(与$\overline{PG}$一致),角度θ为0。

(b) 对恶相肿块的不规则轮廓而言,梯度方向$\overline{PQ}$与径向$\overline{CP}$不同,其夹角θ较大

$\left\{\theta_i, \theta_i = \dfrac{2}{\pi}\theta_i^o\right\}$。与 NRL 相似,从 RGO 矢量中提取了一些特征。

RGO 平均值

$$\mu_{\text{RGO}} = \frac{1}{N}\sum_{i=0}^{N-1}\theta_i \qquad (7.27)$$

RGO 标准偏差

$$\sigma_{\text{RGO}} = \sqrt{\frac{1}{N}\sum_{i=0}^{N-1}(\theta_i - \mu_{\text{RGO}})^2} \qquad (7.28)$$

RGO 熵

$$E_{\text{RGO}} = \sum_{k=1}^{N_h} p_k \log(p_k) \qquad (7.29)$$

其中,p_k 是径向长度位于 $(k-1)\times\theta_{\max}$ 与 $k\times\theta_{\max}$ 之间的概率,N_h 是直方图区间数量。

6. 弦长

$$M_c = \frac{1}{K}\sum_{i=1}^{K} L_i \qquad (7.30)$$

其中,K 为肿块边界上点的数量;L_i 为肿块边界上两点之间的距离。

7. 半径

$$R = \frac{1}{N}\sum_{i=1}^{N}|C-V_i| \tag{7.31}$$

其中，C 为乳腺钼靶图像中肿块的中心；V_i 为肿块边缘上的点(x_i,y_i)

$$|C-V_i| = \sqrt{(x_i-x_{\text{centre}})^2+(y_i-y_{\text{centre}})^2} \tag{7.32}$$

7.2.3 纹理特征

除了肿块轮廓的形状信息之外，肿块边界周边区域的纹理也包含有分类的重要信息。肿块的存在造成乳腺 X 射线照片中周边组织的结构变形，因此纹理特征含有分类信息。大部分良性肿块具有清晰边界，而恶性肿瘤则具有模糊边界。所以肿块边界的周边纹理含有区分良性与恶性肿块的重要信息。采用了从灰度共生矩阵（GLCM）计算所得特征来研究将纹理特征用于良性或恶性肿块分类的可行性。GLCM 应用广泛，其中就包括用于分析乳腺 X 射线照片中的肿块。用于纹理分析的区域是紧邻肿块轮廓的带状区域，如图 7.3 所示。带状区域宽度通常限制在边界上 8 mm 的范围内。

一个 GLCM 矩阵 M 是一个 $G \times G$ 矩阵，其行与列索引自图像灰度 $i = 1,\cdots,G$，其中对于 n- 位图像而言，$G = 2^n$。一个元素 $M_d(i,j)$ 反映了一对灰度 (i,j) 被给定距离 (d) 所分开的概率分布。一些特征通过 GLCM 矩阵计算而来，常用的如下所示（对每一个 d 都进行了计算分析，d 在以下方程中均被省略）。

能量：测量均一性

$$\text{Energy} = \sum_{i=1}^{G}\sum_{j=1}^{G}M(i,j)^2 \tag{7.33}$$

熵：测量像素对出现概率的不均一性

$$\text{Entropy} = -\sum_{i=1}^{G}\sum_{j=1}^{G}M(i,j)\log(M(i,j)) \tag{7.34}$$

关联：测量一个像素与其相邻像素间的关联

$$\text{Correlation} = \sum_{i=1}^{G}\sum_{j=1}^{G}\frac{(i-\mu)(j-\mu)\times M(i,j)}{\sigma^2} \tag{7.35}$$

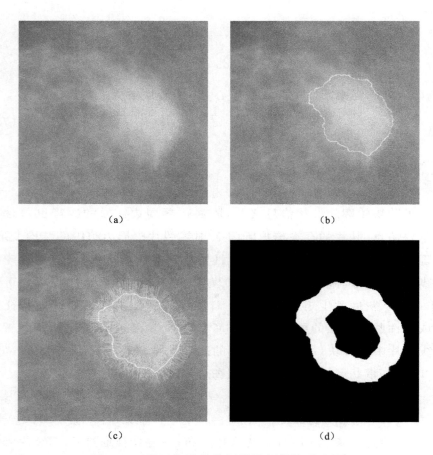

图 7.3　基于水平集分割的特征提取示意图

(a) 一个含有恶性肿块的乳腺 X 射线图像中的 301×301 像素部分,(b)ROI 分割结果,
(c) 从肿块边界提取像素,(d) 肿块边界周围的用于纹理提取的像素带

其中,μ 与 σ 是 GLCM 在行(或列,取决于对称性)中的均值与标准差值。

逆差矩:测量局部均一性

$$\text{Inverse Difference Moment} = \sum_{i=1}^{G}\sum_{j=1}^{G}\frac{M(i,j)}{1+(i-j)^2} \quad (7.36)$$

对比度

$$\text{Contrast} = \sum_{i=1}^{G}\sum_{j=1}^{G}(i-j)^2 \times M(i,j) \quad (7.37)$$

cluster shade

$$\text{Cluster Shade} = \sum_{i=1}^{G}\sum_{j=1}^{G}\left[(i-\mu)+(j-\mu)\right]^3 \times M(i,j) \quad (7.38)$$

方差（平方和）

$$\text{Variance} = \sum_{i=1}^{G}\sum_{j=1}^{G}(i-\mu)^2 \times M(i,j) \quad (7.39)$$

在上述方程中，灰度 G 被扩展到 16 度。按惯例通过用像素距离扫描在 0°，45°，90° 与 135° 方向的肿块带而构建 4 个 GLCM。对每一方向计算上述 7 个特征，这样就得到 28 个特征。所用距离 $d=1$[71]。注意对 45° 与 135° 而言，所用实际距离为 $d=\sqrt{2}$。

7.4 基于互信息的特征选择

带有最小冗余最大相关性（mRMR）滤波器的 SVM-RFE 特征选择[105]：SVM-RFE 的一个缺点是在所选特征之间存在冗余。已经提出了很多改进方法。尤其是，mRMR 被融合到 SVM-RFE 中来减少冗余。

mRMR 方法[106] 选择相关性最高及冗余度最小的特征。相关性和冗余都使用互信息（MI）[107] 测量。MI 计算两个随机变量之间的统计相关性，还可以用每个特征的相对有效性来预测其他特征。随机变量 X 和 Y 之间的 MI 定义如下[107]：

$$I(X,Y) = \int_{\Omega_Y}\int_{\Omega_X} p(x,y)\log_2\left(\frac{p(x,y)}{p(x)p(y)}\right)dxdy \quad (7.40)$$

其中，Ω_X 和 Ω_Y 是 X 和 Y 的样本空间，$p(x,y)$ 是连续随机变量的联合概率密度函数，$p(x)$ 和 $p(y)$ 是边缘概率密度函数。

定义 $F=\{f_1,f_2,\cdots,f_n\}$ 表示所有的特征，$c \in C=\{+1,-1\}$ 表示类变量（钙化和非钙化，肿块和非肿块）。

特征子集 $S \subset F$ 中的相关性 R_s 定义如下[106]：

$$R_s = \frac{1}{|S|}\sum_{c}\sum_{f_i \in S} I(f_i,c) \quad (7.41)$$

特征 f_i 和子集 S 的其他特征的冗余定义如下[106]：

$$Q_{S,f_i} = \frac{1}{|S|^2}\sum_{f_i \subset S, f_i \neq f_j} I(f_i,f_j) \quad (7.42)$$

mRMR 选择一个特征 f_i，准则如下[106]：

$$f_i^* = \mathrm{argmax}_{f_i \subset S} \frac{R_s}{Q_{S,f_i}} \tag{7.43}$$

可以通过多种结合相关项和冗余项的方式获得特征集，例如计算相关项和冗余项的差 $R_S - Q_{S,f_i}$。

带 mRMR 方法[106]的 SVM-RFE（表示为 SVM-RFE(mRMR)[105]），从 SVM 权值和 mRMR 标准提取的特征以凹结合方式进行排列。对第 i 个特征，排列定义如下[105]：

$$r_i = \beta |w_i| + (1-\beta) \frac{R_{S,f_1}}{Q_{S,f_i}} \tag{7.44}$$

其中，参数 β 是一个用户调优参数，特征 f_i 的相关性 R_{S,f_i} 定义如下[105]：

$$R_{S,f_i} = \frac{1}{|S|} \sum_c I(f_i, c), \quad \forall f_i \subset S \tag{7.45}$$

SVM-RFE(mRMR) 按如下方式工作。开始时包含所有的特征，然后开始迭代的去删除特征。在迭代的每一步，它删除基于公式(7.44)中最小化标准的特征。当被删除的特征不能提升分类器性能或者获得了所需数量的特征时它便停止。

7.5　SVM 分类器

假设一个二分类问题有如下的训练集

$$T = \{(x_1, y_1), \cdots, (x_l, y_l)\} \tag{7.46}$$

其中，$x_i \in R^n$ 是一个样本，$y_i \in \{1, -1\}, i = 1, \cdots, l$ 都是样本标签，最终的目的就是要获取一个线性分类面：

$$f(x) = \mathrm{sgn}(w \cdot x + b) \tag{7.47}$$

最终的分类面处于两个超平面 $H_1: y = w \cdot x + b = +1$ 和 $H_2: y = w \cdot x + b = -1$ 之间，并且与两个平面间的距离相等。这个问题相当于一个凸的二次规划问题(QPP)[108, 109]

$$\begin{aligned}
&\min_{w,b,\xi} \frac{1}{2} w^T w + C \sum_{i=1}^{l} \xi_i \\
&\mathrm{s.t.} \quad y_i((w \cdot x_i) + b) \geqslant 1 - \xi_i, \quad i = 1, \cdots, l, \\
&\quad \xi_i \geqslant 0, \quad i = 1, \cdots, l,
\end{aligned} \tag{7.48}$$

其中，$\xi = (\xi_1, \cdots, \xi_l)^T$ 是非负的松弛变量，$C \geqslant 0$ 是惩罚参数。比起解决上面问题，标准的 SVM 也能用它的偶函数形式解决。通过利用核函数，SVM 也能被用于解决非线性的情况。

第 8 章 基于标记分水岭和水平集算法的肿块分割

本章介绍了一种融合了分水岭算法和水平集算法的乳腺肿块分割方法,主要分为两步,基于分水岭算法的粗分割和基于水平集的精细分割。在 DDSM 数据集上的实验表明该方法还是比较有效的。这种结合在一起的算法具有不少优点。水平集算法为了得到比较精准的分割,往往要经过上百次的迭代,如果有比较好的初始点,水平集算法的执行效率会大幅度提高。而分水岭方法可以提供比较好的初始化。

8.1 引 言

利用计算机辅助诊断癌症时,肿块的分割是非常重要的。肿块的形状可以被用做判断肿块是恶性或良性的因素之一,在过去已经提出了许多肿块分割算法,包括手动分割[71]、半自动分割[72]、全自动分割[73]。

虽然手动分割被认为是最好的肿块边界提取方法[74,75],但是却很费时,此外由于肿块边界可能比较模糊,不同人对同一个肿块可能会有不同的分割结果。Huo 等[76] 提出了一种半自动的区域增长算法,需要专业的放射科医生选择区域增长的起点,Kobatake 等[77] 运用霍夫变换自动选择肿块的中心区域,Lou 等[79] 在假设从乳房区域的密度到背景区域密度值符合单调递减函数的前提下提出了一种分割算法。Petrick 等[80] 使用灰度图像中的局部极大值来选择种子,然后通过一个频率加权的高斯滤波构造梯度图像,最后提取以这张图片边缘为界的区域的阈值,Qi 和 Snyder[81] 提出了一种使用贝塞尔曲线对直方图进行内部插值的方法,以获取局部最大阈值的区域,据此对肿块区域进行分割。Guliato 等[82] 提出了一种基于像素的算法,他们的方法考虑了肿块区域边界周围存在的不确定性,旨在保存肿块和正常组织之间的过渡。Mudigonda 等[110] 使用了多阈值来检测封闭的边缘,一组同心等高线表示从图像中的一个对象或组织区域的中心部位到周围组织密度的信息。虽然很多肿块的分割算法已经被提出,但是由于肿块边界的不明确性以及纤维腺体组织的重叠性使得肿块的自动分割仍然是个难题。

水平集分割方法是功能强大的图像分割工具,能得到亚像素级的分割结果,可以分割凹性的目标,可以处理目标的分裂和合并等,其在医学图像处理中也得到了广泛应用。然而,水平集分割方法也有一些缺点,例如,计算复杂度高、比较耗时,此外,水平集算法一般都需要人机交互。

本章中我们介绍一种乳腺肿块的全自动分割方法,其基本想法是将分水岭分割算法和水平集分割算法这两个分割算法相结合,将分水岭分割结果用做水平集分割方法的输入,并用水平集算法来细化所要分割区域的边界。

8.2 理论基础

8.2.1 分水岭算法

分水岭算法(watershed transform)将待分割图像视为一个地形表面,图像灰度值(或梯度值)大小对应地形的海拔高低,灰度值最高的像素点则为地形中海拔高度最高的点,灰度值的变化越大,则对应的地形就越陡峭。分水岭变换分割方法一般具有很高的运算速度并且可以得到封闭轮廓线的准确位置,此外,分水岭图像分割算法可以很好地处理弱边缘,因此可采用效果良好的分水岭算法来分割乳腺肿块轮廓[111-113]。

分水岭方法由图像中像素灰度值(或梯度值)最小的点开始处理,逐步递增其灰度值,也可以理解为洪水的水位高度,当洪水上升到一定高度并有可能会将两个不同的蓄水池(catchment basins)的水混合在一起时,在两个不同蓄水池的接触线处修建起水坝,使两个蓄水池的水不能合并。在图像中的像素灰度值有大有小,那么可能会有许多低洼的区域,这些区域都会形成蓄水池,为了分隔开这些蓄水池,就要修建很多水坝,也就是会产生很多的分水岭,因此,当一张图像从像素灰度值最小的点开始处理完整幅图像,就有可能分割出很多不同的区域,这些区域就是算法分割的结果。

虽然分水岭算法能够很容易地适应许多种数字图像,并且它适用于快速预分割,但是这种方法对噪声非常敏感,轻微的噪声都会造成过度分割。

8.2.2 滤波算法

钼靶图像尽管成像比较清晰,但是还是会出现一些噪声,这些噪声对分水岭算法而言会造成过分割的情况,因此需要采用滤波模糊法来减少影像中噪声对分割的干扰,使分割的结果尽可能处于肿块的区域。一般的噪声滤波处理过程中,均无可避免的破坏原始图像中的重要边界信息。理想的滤波设计是既能完全滤除图像中的噪声,又能保留原始影像中的边界特征。

通过对几种常用去噪算法比较,我们选择了其中效果较好的各向异性扩散降噪法。

低通滤波处理噪声点的方式为平均邻近区域的灰阶值。此方法确实降低了噪声变动的幅度,但同时也降低了影像边缘或组织界线的尖锐特性[114]。

中值滤波也被称为中位滤波法,其为采用区块内的中间值来取代原信号;此时边缘可被保留,但滤波结果在细节部分仍会产生失真。

高斯滤波是一种线性平滑滤波,用于高斯噪声的消除。去噪过程是对整幅图像的每个像素点进行加权平均,图像中每一个像素的灰度值,均为该像素点和它邻域内的其他像素点灰度值的加权平均值。

各向异性扩散降噪法[115]利用图像的梯度值来控制滤波的运作,不仅能有效地过滤掉噪声以及斑点,因为会先行检测边界的所在位置,还可以在滤波后增强图像的质量。算法可以用偏微分方程表示如下:

$$\begin{cases} \dfrac{\partial I}{\partial t} = \mathrm{div}[c(|\nabla I|) \cdot \nabla I] \\ I(t=0) = I_0 \end{cases} \quad (8.1)$$

其中,∇是梯度算子,div 是散度算子,$G = 2^n$ 是数量级的大小,n 是扩散系数,$c(x)$ 函数是一个递减函数,当 x 的值很小时函数值会很大,当 x 值大到可以阻止边沿扩散时,函数值会很小(接近于 0),两种常用的扩散函数如下:

$$c(x) = \frac{1}{1 + \left(\frac{x}{k}\right)^2} \tag{8.2}$$

$$c(x) = \exp\left[-\left(\frac{x}{k}\right)^2\right] \tag{8.3}$$

其中,k 是边缘强度参数。

8.2.3 改进的水平集方法

水平集方法是在使用分水岭变换分割后,利用分水岭算法所得到的轮廓作为水平集分割方法的初始轮廓来完善,水平集方法提供了一种灵活的机制,允许目标的拓扑改变,比如目标的分割与融合。基于水平集数字技术产生的在二维图像或三维表面的演化曲线被用于图像处理与计算机绘图的不同应用。水平集方法在第 7 章已经有较详细的介绍了。

图 8.1 展示了在进行噪声去除以后按照提出的方法对含有恶性肿块的 ROI 进行分割的结果,可以看出,该方法可以更准确地保留肿块区域的轮廓。

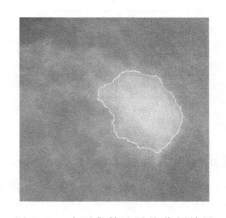

图 8.1 水平集算法肿块分割结果

虽然该水平集方法可能会得到准确的分割结果,但它需要强大的初始化技术,为了解决该问题,本章介绍的算法把从分水岭分割步骤得到的轮廓作为水平集的初始轮廓,再结合上面提到的两个方法就解决了这些不足。

8.3 基于标记分水岭和水平集算法的肿块分割算法

该算法流程图如图 8.2 所示,主要由以下几个步骤组成:首先将原始图像进行预处理,然后将这个结果作为分水岭分割方法的输入数据,这样就得到粗分割以后的结果,这个初步的结果主要是用来作为水平集分割的起始轮廓。这种方法结合了两种方法的优点并克服了单个方法的缺点:基于标记的分水岭分割虽然很粗略但是分割的速度很快,而水平集分割需要一定次数的迭代,虽然速度比较慢,但是最终分割的结果准确,边界光滑。在预处理中使用了去噪技术来抑制图像中的噪声,这样可以使图像的梯度计算更准确并减少了伪边界的数量。

虽然在许多情况下标记控制的分水岭算法都有效地减少了过度分割,但是由于乳房组织密度的影响也无法完全避免这个问题,降低噪声的技术有很多,本章测试了下面的一些方法:中值滤波,它保留了边界的分段并去除了图像中的噪声,这是很好的形状提取方法;平均滤波器,它也可以保留图像的边界,类似于中值滤波,但相比之下中值滤波更健全;高斯滤波器,它消除了图像的高频并避免了无关的局部极小值;各向异性扩散降噪方法,虽然此方法多用在超声图像的去噪,但是经过试验,发现对钼靶图像的去噪依然有效,并且针对实验中所用的图像集,发现该去噪方法所得到的结果比其他三个滤波器更好,因此,这里使用了各向异性的滤波方法。在经过预处理和分水岭变换后,最终的分割由水平集方法来实现。

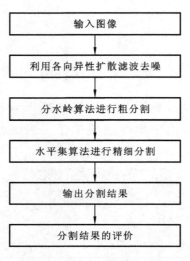

图 8.2 分割算法的流程

8.4 实验结果

在实验中，从 DDSM 数据库随机选择了 200 个乳房 X 射线检查图片来验证算法的有效性。为了减少计算的时间花销，本章以 200 μm × 200 μm 像素大小和 256 个灰度级别对原始图像重新取样，肿块的位置由有经验的放射科医生确定，然后提取包含肿块的感兴趣区域，所选择的样本包含的病变部位的乳房组织密度均不相同，病变程度不同，尺寸大小也不相同，恶性和良性肿块的大小分布随机，其中 100 个是良性，另 100 个是恶性的。

算法使用了 Matlab 环境，并且是在无用户干预的情况下运行了所有的测试图像，结果表明，有 176 例分割结果和放射科医师在乳房 X 射线照片上标注的一致，在图 8.3 和图 8.4 中展示了一些示例图像，剩下的 24 个图像由于分水岭算法的过度分割，过分割例子见图 8.5，算法自动终止，没有进行下一步的分割。

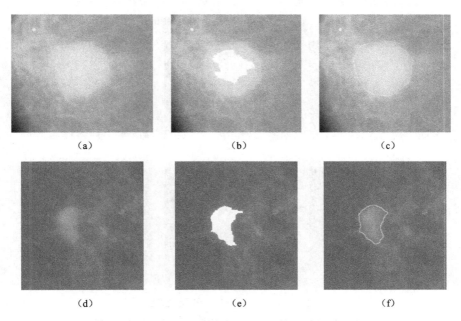

图 8.3 对肿块进行分割的结果

(a)(d) 为从 DDSM 数据库中选择的原始图像，(b)(e) 为使用分水岭算法对原始图像进行粗分割的结果，(c)(f) 为使用改进的水平集方法做进一步细分割以后的结果

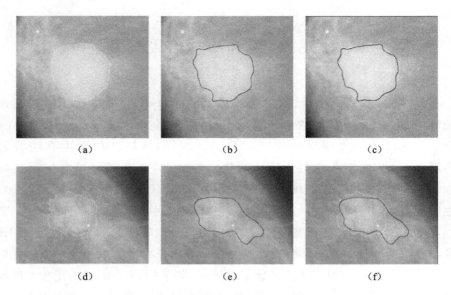

图 8.4 分割结果同医生标记的比较

(a)(d)为基于改进的水平集方法的最终分割结果,(b)(e)为放射科医生标记的区域,
(c)(f)为水平集分割与医生标记的比较

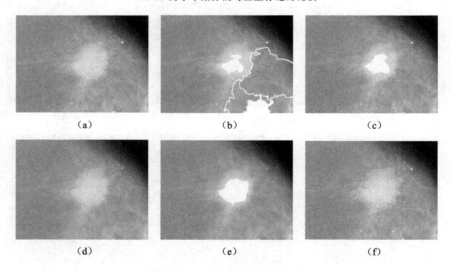

图 8.5 过分割效果及比较

(a)为 DDSM 中的原始图像,(b)为直接分水岭算法过分割的情况,
(c)为改进以后的标记分水岭算法分割情况,(d)为使用各向异性滤波以后的图像,
(e)为基于(d)的分水岭算法分割,(f)为水平集算法的最终分割结果

8.5 算法评价

在图 8.4 中比较了本章中的算法对肿块分割的结果和由专业的影像科医生手动分割图像的结果,从图中可以看到本章中所提出的算法得到的分割效果更好,表 8.1 展示了定量分析的结果,使用了几种方法来评估所提出的方法和放射科医生分割结果的不同之处。

表 8.1 DDSM 中部分的结果值

CaseNo	TP	FP	FN
0046	4 517	635	825
0051	3 235	370	179
0069	2 913	1 475	140
0074	12 912	2 611	4 654
0123	7 419	1 452	2 566
0161	4 339	2 050	858
0226	18 834	890	575
0274	1 583	704	80

为了定量的评估分割结果,使用真阳性、假阳性、假阴性等概念,TP,FP 和 FN 是被广泛用做评估模式识别算法的正确性和完整性的衡量标准,考虑了"相关"类(肿块所覆盖区域的像素)和"不相关"类(背景组织所覆盖区域的像素),TP 代表了放射科医生和算法分割结果的交叉点,FP 代表了使用算法分割得到的结果,FN 代表了放射科医生分割结果。

在这里,TP + FN 是专业技术人员的分割结果,这是认定为真正的肿块覆盖区域,TP + FP 是本章所介绍的算法的分割结果,那么就可以得到:

$$\text{Hitting} = \frac{\text{TP}}{\text{TP} + \text{FN}}, \quad \text{Missing} = \frac{\text{FN}}{\text{TP} + \text{FN}}$$

$$\text{OverHitting} = \frac{\text{FP}}{\text{TP} + \text{FN}}, \quad \text{RelativeHitting} = \frac{\text{TP}}{\text{TP} + \text{FP}}$$

$$\text{RelativeMissing} = \frac{\text{FN}}{\text{TP} + \text{FP}},$$

$$\text{Kappa} = \frac{2 \times \text{Hitting}}{2 \times \text{Hitting} + \text{Missing} + \text{OverHitting}}$$

其中，Hitting 表示正确分割的比率，Missing 表示肿块的缺失比率，OverHitting 表示错误的肿块分割的比率，RelativeHitting 表示分割结果相对正确的比率，RelativeMissing 表示分割结果的相对缺失率。

这些用来评估图像分割算法有效性的指标，用前文提到的 DDSM 数据库中的部分数据集进行了验证，结果显示在表 8.1 和表 8.2 中。

表 8.2 DDSM 中的验证测量数据（%）

CaseNo	Hitting	Missing	OverHitting	RelativeHitting	RelativeMissing	Kappa
0046	0.85	0.15	0.12	0.88	0.16	0.86
0051	0.95	0.05	0.11	0.90	0.05	0.92
0069	0.95	0.05	0.48	0.66	0.03	0.78
0074	0.74	0.26	0.15	0.83	0.30	0.78
0123	0.74	0.26	0.15	0.84	0.29	0.79
0161	0.83	0.17	0.39	0.68	0.13	0.75
0226	0.97	0.03	0.05	0.95	0.03	0.96
0274	0.95	0.05	0.42	0.69	0.03	0.80

第 9 章 基于窄带水平集和支持向量机的肿块检测

本章介绍一个完全自动的肿块检测方法,它可以应用于 ROI 或者整张图像。一个自适应的区域增长过程 MCL 和窄带活动轮廓 NBAC 方法被结合起来进行可疑区域的分割,在 MCL 过程中,通过在训练数据集上调参数来利用先验知识。在一个有 429 张 CC 视图的肿块图像数据集上,其中包含 219 张训练图像和 210 张测试图像,MCL 过程可以实现 82.4% 的敏感度和 5.3 FPsl。NBAC 过程可以进一步调整 MCL 过程中的初始分割,并且提高敏感度降低假阳性率。纹理特征和几何特征对于减少假阳性都是有作用的,实验结果证明,比起几何特征,纹理特征有更好的性能,原因可能是纹理特征对于肿块分割的准确率不是那么敏感,因为本章中的方法是自动的,所以它的分割准确率没有那么高。利用联合的纹理特征和几何特征,使用 SVM 分类器,FPsl 从 5.3 降低到 1.48 但是敏感度从 82.4% 降低到 78.2%。这个方法在 MLO 视图的图像上同样获得了比较好的效果。

9.1 引　　言

在钼靶图像上,肿块以相对致密区域出现,其特性可以用局部密度、梯度、纹理等属性来表达。肿块检测与分割是乳腺图像分析中重要的一步,但这一步并不容易,因为肿块通常被乳腺中各种结构所包围,如薄壁组织、肌肉、血管、纤维组织等。

研究人员已经提出了多种技术，近期的综述见文献[116]。一些方法的工作重点关注从切割后的乳腺图像块中分割肿块，而另一些方法可以在整幅乳腺图像上进行检测和分割肿块。肿块分割方法可以分为两大类：监督式分割和非监督式分割。非监督式方法可以进一步分为基于区域的、基于轮廓的、基于聚类的方法。监督式方法可以是基于模型的方法，或基于能区分肿块/非肿块的分类器方法。

因本章的方法属于监督式方法，下面介绍几种典型的监督式方法。Bator[117]通过使用亮度分布由演化算法产生的模板，改进了模板匹配检测方法。Huo[76]提出了基于区域增长的肿块提取方法，方法在裁剪后大小为 512×512 的区域上进行，大小和圆形度的突变用来确定区域增长的终止。Li[83]提出了一个二阶段肿块分割方法，首先通过自适应阈值法提取感兴趣区域，使用修改后的马尔可夫随机场（markov random fidd, MRF）模型对初始分割进行细化。MRF估计问题由迭代条件模式（iterated conditional modes，ICM）方法求解，其中的参数，如初始分割中的窗口大小需要仔细调整。Timp[118]结合了边缘信息和肿块感兴趣区域灰度分布先验信息，通过动态规划优化技术得到轮廓。Sheshadri等[119]基于形态学分水岭变换检测肿块，图像进行了预处理以减轻乳腺中曲线结构的影响，如血管、静脉、输乳导管、毛刺和纤维组织。Rojas[120]提出了一种自动肿块检测方法，首先基于乳腺图像的局部统计信息提高图像对比度，接着在多个灰度水平上用阈值法分割出区域，从每个区域提取特征来去除伪正。Szekely[121]用了一个包含3步的混合系统来检测肿块，首先用全局分割方法、决策树和多尺度MRF模型寻找感兴趣区域，接着综合3个局部分割方法（径向梯度指标方法，直方图方法和受限区域增长方法）的结果提取肿块，最后提取特征判断每个区域是否包含肿块。Zheng[122]结合了离散小波变换DWT和多种人工智能技术来检测肿块，使用分数维分析来定位初始可疑区域，使用dogs-and-rabbits聚类方法在小波分解子带中得到初始分割，最后使用树形分类器确定是否包含肿块。Eltonsy[123]基于焦点区域的同心层形态学特点和乳腺区域中相对低出现频率检测肿块。Wang[124]探讨了基于结构化SVM的肿块检测。Ramirez[125]探讨了使用统计多尺度特征的乳腺区域分类，从多级分解中提取小波能量值，并比较了Shannon和Tsallis熵，结果是敏感度为 86.67%～91.67%，特异性为 82.50%～100%。Wang[126] 研究了基于极限学习机（ELM）的肿块检测，表明 ELM 在训练速度和精度方面比 SVM 有优势。

在肿块检测流程中，可疑区域的精确分割是重要的一步，因为它影响提取的特征，进而影响区分肿块/非肿块的分类器精度。活动轮廓模型（snake，ACM）[127] 近几十年来在图像分割中引起了广泛的关注。ACM 最小化一个可变形轮廓关联的能量函数，包含内部能量和外部能量。内部能量通常控制轮廓的光滑和弹性，外部能量驱使轮廓到目标边界。近来，ACM 在乳腺图像的肿块分割中也得到了应用。Brake[128] 使用了基于图像梯度外部能量的离散 ACM 分割肿块。Sahiner[129] 使用了包含梯度和区域信息的离散 ACM 方法，轮廓由 N-点多边形的顶点表示，演化过程中跟踪每个顶点，这种表示不能处理拓扑合并与分裂。Yuan[130] 使用了基于水平集表示的几何 ACM，可以处理拓扑变换，并提出了一个轮廓演化的动态终止条件。为了处理背景分布中的不一致性，他们使用了背景趋势修正。上述 ACM 的缺点是它们都是全局方法，就是说，它们对背景中灰度分布做了很强的假设（远离肿块区域的像素也放在背景中了），这与乳腺图像的特点不符。例如，在 Chan-Vese 模型[100] 中，要求整个乳腺区域（除开肿块外）所有的像素有相同的灰度值，这是一个过于严格的假设，因为乳腺图像包含多种结构，例如薄壁组织、肌肉、血管、纤维组织，它们都有不同的灰度值。近年来，有几种方法被提出以克服传统全局方法的缺点[102,103]，不过还没有用于乳腺图像的肿块分割问题。

这一章我们介绍一种肿块检测方法。流程图见图 9.1，是典型的监督式肿块检测方法。在初始可以区域定位与分割步骤中，集成了多同心层（multiple concentric layers，MCL）检测[123] 和窄带活动轮廓模型[131]。特征提取中提取了几何与纹理特征，纹理特征除了常用 GLCM 特征，还使用了完全局部二值模式（complete local binary pattern，CLBP）。最后训练一个 SVM 来区分可疑区域是否是肿块，由于检测中肿块/非肿块样本数量相差较大，流程中也考虑了样本数不平衡的问题。

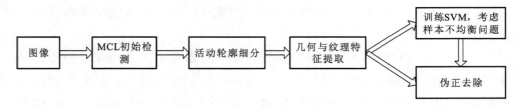

图 9.1　方法流程图

9.2　初始检测和分割

多同心层检测[123]通过考察包含肿块的乳腺图像的特点,是一种经验优化和基于规则的方法。MCL 技术假设肿块扰乱了正常乳腺实质的增长而形成同心层焦点活动区域,每一层代表一个相似灰度值在预先确定阈值范围内的强连通区域。

总的来说,MCL 可以被视为一个区域增长方法,它结合了乳腺图像上的肿块特征的先验知识。MCL 方法包括三个阶段。在第一阶段,图像的预处理,即肿块区域的分割和乳房区域的颗粒化。在 MCL 中,最初的乳腺分割是基于一个有大像素梯度的 11 个点的样条插值。直方图分析是一种简单且有效的方法。更具体的说,本章使用的是 Otsu 方法[132],这是一种非参数技术,它基于一种假设:所有图像的像素属于两类之一,并且最优阈值被选为最大化类间方差,阈值化后得到一个二值图像,然后将灰度大于阈值的最大区域选为乳房区域。这个方法可以有效的标记出乳房区域并且删除无关的目标。然后对乳房区域的像素通过减少像素灰度水平(256～100)的方法进行颗粒化。此外,有相似灰度值的相邻像素通过像素遍历被分配到相同的颗粒水平。应用形态学中的开运算去除分散的像素。

MCL 的第二阶段是用知识推理检测可疑的病灶部位,包含两个步骤。第一步,提取出等于或高于考察的颗粒水平的像素区域,然后从目标区域中提取 4 个形态学特征(面积、偏移率、固态型、散度)。这些特征经过阈值过滤来产生高度可疑的活性区域。上述过程在 11 个颗粒级上重复执行(级别高于前 50% 的最亮的颗粒级)。最小距离阈值被用来消除重复区域。第二步,检测的种子区域通过 MCL 过滤。也就是说,每一个种子区域要被检查其是否被颗粒级逐步降低的同心层包围,并且只有有多个同心区域(大于或等于 3 个区域)的种子区域才被视为真实的可疑区域。

MCL 的最后阶段使用两种标准进一步消除假阳性种子。第一种是检测区域灰度级像素相对整图来说的相对比例,另一种是再次使用最小距离准则以删除附近重复的种子。

MCL 的目的是检测可疑区域的种子,可能导致轮廓与肿块的边界相去甚远,我们的目的是给出可疑区域的一个初始分割,因此,修改了 MCL 来实现这个初步分割。在第二个阶段中,一系列的同心圆图层与一个可疑的中心区域是有关联的,并且也很有可能是选中的肿块。如上文所述,MCL 是一个典型的区域增长与固定灰度增长的方法。已有一些准则被提出来以实现从一系列的分割区域中选取比较好的分割区域,例如 RGI[133],基于概率的代价函数的最大变化[134]。在这里,用了一个简单的过程来选择好的分割区域:① 面积应该是有限的。② 面积的变化应该很小。

对所有的同心区域,$S_0, S_1, \cdots, S_n$,其中 S_0 有最高的颗粒级别和最小的面积,它们用一个面积阈值 θ_s 进行过滤:

$$\theta_i = \frac{\text{Area}(S_i)}{\text{Area}(\text{Breast})} \leqslant \theta_s \tag{9.1}$$

其中,$\text{Area}(S_i)$ 是区域 S_i 中的像素总数,$\text{Area}(\text{Breast})$ 是整个乳房区域的像素的总数,根据经验值将阈值 θ_s 设为 0.1,然后搜索顺序颠倒为从 S_n 到 S_0,如果

$$\frac{\text{Area}(S_{i+1}) - \text{Area}(S_i)}{\text{Area}(S_i)} \leqslant \theta_{\Delta s} \tag{9.2}$$

$$\frac{\text{Area}(S_i) - \text{Area}(S_{i-1})}{\text{Area}(S_i)} \leqslant \theta_{\Delta s} \tag{9.3}$$

则选定 S_{i+1} 为可疑区域的初始分割。面积的变化阈值 $\theta_{\Delta s} = 0.05$ 可得到较好的结果。原始的 MCL 和修改后的 MCL 检测结果的示例如图 9.2 所示,可以看出,修改后的 MCL 更适合活动轮廓方法的初始化。注意,在初始 MCL 中的一些的 ROIs 在修改的 MCL 中并没有展示出来,这是因为其他的滤波步骤,例如,在第二阶段中最小化距离阈值。

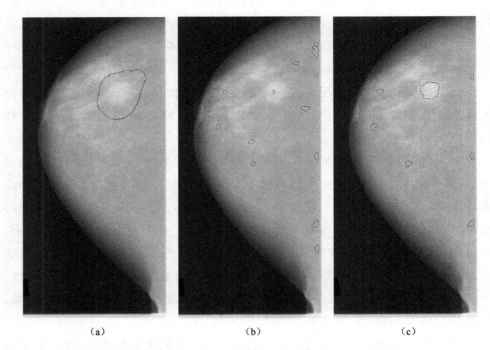

图 9.2　原始 MCL 和修改后 MCL 肿块检测示意图
(a) 包含了医生标注的原图，(b) 原始 MCL 检测结果，(c) 修改后 MCL 检测结果

9.3　基于窄带法的活动轮廓分割

在经过最初的检测阶段之后，肿块的分割将使用活动轮廓法进一步细分。基于区域的活动轮廓模型依赖于一个假设：当一个图像由两个部分组成时，每个被分割的区域应该尽可能一致。这个模型可以用如下的能量函数表示[100]

$$E^{CV}(C, c_1, c_2) = \lambda_1 \int_{\text{inside}(C)} |I_0(x,y) - c_1|^2 \mathrm{d}x\mathrm{d}y \\ + \lambda_2 \int_{\text{outside}(C)} |I_0(x,y) - c_2|^2 \mathrm{d}x\mathrm{d}y + \mu |C| \tag{9.4}$$

其中，$\lambda_1, \lambda_2 \geqslant 0, \mu \geqslant 0$ 都是固定的权重参数，C 是不断变化的轮廓，并且 $|C|$

是轮廓的长度,inside(C)和outside(C)分别代表轮廓内部和外部的区域,并且c_1和c_2是两个近似inside(C)和outside(C)区域中图像灰度值的常量。c_1和c_2的最优值是inside(C)和outside(C)区域的平均灰度值。传统的分割方法包含基于边界和基于区域的技术,活动轮廓方法也可以是基于边界或基于区域的。

公式(9.4)可以用水平集来表示。一个二维的轮廓$C \subset \Omega$可以用一个Lipschitz函数$\phi:\Omega \to R$, i.e., $C = (x,y) \in \Omega, \phi(x,y) = 0$的0水平集表示,即水平集函数。曲线的演化是通过在固定的坐标轴中更新水平集函数$\phi(x,y)$来实现的。水平集函数的值ϕ在轮廓C内部(外部)时是负值(正值)。这个水平集函数$\phi(x,y)$通常用一个符号距离函数进行初始化

$$\phi(x,y,t=0) = \pm d \tag{9.5}$$

其中,d是从(x,y)到初始轮廓$C(t=0)$的距离。正(负)符号依赖于这个点(x,y)在轮廓外面还是里面。

传统的曲线演化过程中,水平集函数φ需要周期性的重新初始化为符号距离函数,然而重新初始化是耗时间的。符号距离函数有一个内在属性:$\|\Delta\phi\| = 1$的基础上,一个水平集的正则项$\int_{\Omega}(\|\nabla\varphi\| - 1)^2 dxdy$被引入,使函数能逼近符号距离函数[102]。使用这个正则项,耗时的重新初始化步骤可以去掉。能量函数的公式如下:

$$\begin{aligned}E^{LI}(\phi, f_1, f_2) =\ & \lambda_1 \int_{\text{inside}(C)} |I_0(x,y) - c_1|^2 dxdy \\ & + \lambda_2 \int_{\text{outside}(C)} |I_0(x,y) - c_2|^2 dxdy \\ & + \mu \int_{\Omega} |\nabla H(\varphi(x,y))| dxdy \\ & + \nu \int_{\Omega} (|\nabla\varphi(x,y)| - 1)^2 dxdy\end{aligned} \tag{9.6}$$

其中,ν是权重参数,Ω是整个图像空间。函数ϕ的0水平级轮廓长度计算式$\int_{\Omega} |\nabla H(\varphi(x,y))| dxdy$,也可以用积分$\int_{\Omega} \delta(\varphi)|\nabla\varphi| dxdy$表示,其中Dirac delta函数$\delta$已经被广泛的应用于变分水平集方法。

公式(9.6)中的前两项代表每个区域用分段常量数据进行拟合,但是对乳腺图像来说,常量假设只在肿块区域近似成立,对于背景区域不成立,因

为它是由多个不同灰度级的组织重叠投影形成,例如,薄壁组织、肌肉、血管和纤维组织。这里引入一个窄带方法来克服这个问题[131],NBAC 定义为[131]:

$$E^{NB}(\varphi, f_1, f_2) = \lambda_1 \int_{R_{in}} | I_0(x,y) - c_1 |^2 dxdy$$
$$+ \lambda_2 \int_{B_{out}} | I_0(x,y) - c_2 |^2 dxdy \quad (9.7)$$
$$+ \mu \int_{\Omega} | \nabla H(\varphi(x,y)) | dxdy$$

其中,R_{in} 是轮廓内部区域,B_{out} 是厚度值为 B 的外部带,B 是一个常量。Li 等[35]介绍了一个新的距离正则项,$R_l(\phi) = \int_{\Omega} p(|\nabla\phi|) dx$,其中

$$p(s) = \begin{cases} \frac{1}{(2\pi)^2}[1-\cos(2\pi s)] & \text{if} \quad s \leqslant 1 \\ \frac{1}{2}(s-1)^2 & \text{if} \quad s > 1 \end{cases} \quad (9.8)$$

它的优点是最终的距离函数 φ 更加平滑,$p(s)$ 在 $[0,\infty)$ 上是二次可微,并且它的第一阶导数为

$$p(s) = \begin{cases} \frac{1}{2\pi}\sin(2\pi s), & \text{if} \quad s \leqslant 1 \\ s-1, & \text{if} \quad s > 1 \end{cases} \quad (9.9)$$

这样,使用的能量函数为

$$E(\phi, c_1, c_2) = \lambda_1 \int_{R_{in}} | I_0(x,y) - c_1 |^2 dxdy ++ \lambda_2 \int_{B_{out}} | I_0(x,y) - c_2 |^2 dxdy$$
$$+ \mu \int_{\Omega} | \nabla H(\phi(x,y)) | dxdy + \nu \int_{\Omega} p(|\nabla\phi|) dxdy \quad (9.10)$$

为了最小化能量函数 $F(\phi)$,一个标准方法是找到梯度流方程稳态解:

$$\frac{\partial \phi}{\partial t} = -\frac{\partial F}{\partial \varphi} \quad (9.11)$$

其中,$\frac{\partial F}{\partial \phi}$ 是函数 $F(\phi)$ 的加托(Gateaux)导数。$\phi(x,t)$ 是一个时间依赖函数,包含空间变量 $x \in \Omega$ 和时间变量 $t \geqslant 0$。从给定的初始函数 $\phi(x,t) = \phi_0(x)$ 开始,函数的演变是沿着加托导数的反方向,$-\left(\frac{\partial F}{\partial \varphi}\right)$,它是函数 $F(\phi)$ 上的最快下降方向。因此,梯度流也称为最快下降流。

$R_l(\phi)$ 的加托导数为

$$\frac{\partial R}{\partial \phi} = -\operatorname{div}\left(\frac{p'(|\nabla \phi|)}{|\nabla \phi|}\nabla \phi\right) \quad (9.12)$$

其中,$\operatorname{div}(.)$ 是散度算子,$p'(.)$ 是函数 p 的一阶导数。

引入函数 $H(.)$ 并且假设 φ 保持一个符号距离函数,公式可以被重新写为

$$\begin{aligned}E(\phi,c_1,c_2) = &\lambda_1 \int [1-H(\phi(x,y))](I(x,y)-c_1)^2 \mathrm{d}x\mathrm{d}y \\ &+ \lambda_2 \int H(\phi(x,y))[1-H(\phi(x,y)-B)](I(x,y)-c_2)^2 \mathrm{d}x\mathrm{d}y \\ &+ \mu\int |\nabla H(\phi(x,y))|\mathrm{d}x\mathrm{d}y + \nu\int p(|\nabla \phi|)\mathrm{d}x\mathrm{d}y\end{aligned}$$
(9.13)

其中,B 是外部带的厚度,上式的 $1-H(\phi(x,y)-B)$ 项用来限制区域能量在窄带中。

为了求解上述的最小化问题,Dirac delta 函数 δ 和 Heaviside 函数 H 通过他们的光滑函数 δ_ε 和 H_ε 近似[135],它们在很多水平集方法中被用到,定义为

$$H_\varepsilon(x) = \begin{cases}\frac{1}{2}\left[1+\frac{x}{\varepsilon}+\frac{1}{\pi}\left(\frac{\pi x}{\varepsilon}\right)\right], & |x|\leqslant \varepsilon \\ 1, & x > \varepsilon \\ 0, & x < -\varepsilon\end{cases} \quad (9.14)$$

和

$$\delta_\varepsilon(x) = \begin{cases}\frac{1}{2\varepsilon}\left[1+\cos\left(\frac{\pi x}{\varepsilon}\right)\right], & |x|\leqslant \varepsilon \\ 0, & |x| > \varepsilon\end{cases} \quad (9.15)$$

注意 δ_ε 是 H_ε 的导数,参数 ε 通常被设为 1.5。

用 δ_ε 和 H_ε 代替 Dirac delta 函数 δ 和 Heaviside 函数 H,公式(9.13)可以近似为

$$\begin{aligned}E(\phi,c_1,c_2) = &\lambda_1 \int [1-H_\varepsilon(\phi(x,y))](I(x,y)-c_1)^2 \mathrm{d}x\mathrm{d}y \\ &+ \lambda_2 \int H_\varepsilon(\phi(x,y))[1-H_\varepsilon(\phi(x,y)-B)](I(x,y)-c_2)^2 \mathrm{d}x\mathrm{d}y \\ &+ \mu\int |\nabla H(\phi(x,y))|\mathrm{d}x\mathrm{d}y + \nu\int p(|\nabla \phi|)\mathrm{d}x\mathrm{d}y\end{aligned}$$

这个能量函数可以通过求解如下的梯度流来进行最小化： (9.16)

$$\frac{\partial \phi(x,y)}{\partial t} = \lambda_1 \delta_\varepsilon(\phi(x,y))(I(x,y)-c_1)^2$$
$$- \lambda_2 \delta_\varepsilon(\phi(x,y))(I(x,y)-c_2)^2[1-H_\varepsilon(\phi(x,y))$$
$$- H_\varepsilon(\phi(x,y)-B)] + \mu \delta_\sigma(\varphi(x,y)) \mathrm{div}\left(\frac{\nabla \varphi}{|\nabla \varphi|}\right) \quad (9.17)$$
$$+ \nu \mathrm{div}\left(\frac{p'(|\nabla \phi|)}{|\nabla \phi|} \nabla \phi\right)$$

给定初始条件 $\phi(x,y;0) = \varphi_0(x,y)$。公式(9.16)右边的第一项是内区域拟合能量，第二项与外带能量拟合相关，第三项与轮廓长度相关联，第四项与距离正则能量 $R_l(\phi)$ 相关联。

本章介绍的方法可以用有限差分格式实现。水平集函数 $\phi(x,y)$ 在空间坐标 (i,j) 的空间导数，$\nabla \phi(i,j) = (\phi_x(i,j), \phi_y(i,j)) = \left(\frac{\partial \phi(i,j)}{\partial x}, \frac{\partial \phi(i,j)}{\partial y}\right)$ 由前向差分近似，并且步长被固定为 $\nabla x = \nabla y = 1$。即 $\frac{\partial \phi(i,j)}{\partial x} = \frac{\phi(i+h,j)-\phi(i,j)}{h}$，$\frac{\phi(i,j)}{\partial y} = \frac{\phi(i,j+h)-\phi(i,j)}{h}$，其中 $h = 1$。除法 $\mathrm{div}\left(\frac{\nabla \phi(i,j)}{|\nabla \phi(i,j)|}\right)$ 也可以用有限的差分来实现：

$$\mathrm{div}\left(\frac{\nabla \phi(i,j)}{|\nabla \phi(i,j)|}\right) = \mathrm{div}\left(\frac{\phi_x(i,j)}{|\nabla \phi(i,j)|}, \frac{\phi_y(i,j)}{|\nabla \phi(i,j)|}\right) \quad (9.18)$$
$$= \frac{\partial}{\partial x}\left(\frac{\phi_x(i,j)}{|\nabla \phi(i,j)|}\right) + \frac{\partial}{\partial y}\left(\frac{\phi_y(i,j)}{|\nabla \phi(i,j)|}\right)$$

其中，$|\nabla \phi(i,j)| = \sqrt{\phi_x(i,j)^2 + \phi_y(i,j)^2}$，$\mathrm{div}\left(\frac{p'(|\nabla \phi|) \nabla \phi}{(|\nabla \phi|)}\right)$ 可以用有限的差分类似实现。

时间偏导 $\frac{\partial \phi}{\partial t}$ 可以用前向差分计算。记水平集函数 $\phi(x,y;t)$ 在空间坐标 (i,j) 和离散时间 k 时刻为 $\phi_{i,j}^k$，则方程的演化可离散为有限差分方程：$\frac{(\phi_{i,j}^{k+1} - \phi_{i,j}^k)}{\Delta t} = L(\phi_{i,j}^k)$，其中 $L(\phi_{i,j}^k)$ 是公式(9.17)右边项的近似，数值的实现可以用以下的方法：

$$\phi_{i,j}^{k+1} = \phi_{i,j}^k + \Delta t L(\phi_{i,j}^k) \quad (9.19)$$

为了加快演化过程,这个方法也可以用窄带法实现。图 9.3 是原始窄带方法和本章介绍的距离正则化窄带法的活动轮廓细分例子。注意,距离正则 NBAC 可以将肿块区域分割得更准确。

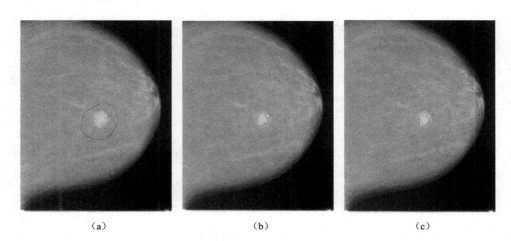

图 9.3　原始 NBAC 和我们提出的包含距离正则化的 NBAC 方法比较
(a) 带医生标注的原图,(b) 原始 NBAC 结果(粗线轮廓),
MCL 结果是细线轮廓线,(c) 包含距离正则项 NBAC 的结果

9.4　减少误检率

肿块检测的问题之一是可疑区域的数量通常远大于真实的肿块数量,因此,减少假阳性是初步检测之后一个重要步骤。分类器的目的是在可疑区域中区分肿块与正常组织。目标是减少最终检测出来的区域数量并且保留真正的肿块区域。这个问题并不简单,因为高密度的正常组织区域在 X 射线图像中与肿块是很相似的,并且不同的肿块的特征分布可能并不紧凑。本章提取了多个特征来进行假阳性的消除,包括几何特征和纹理特征。

9.4.1　纹理特征

肿块会引起周围乳腺组织的扭曲,因此纹理特征会包含鉴别信息。这里使用了局部二值模式 LBP 和基于灰度共生矩阵 GLCM 的特征。基本 GLCM 特征描述可见第 7 章,提取了其中的能量、熵、相关性、逆差矩、对比度、cluster shade 和方差。我们使用了 LBP 模式的一个改进 CLBP[135]。

LBP[137] 由 Ojala 提出,用于灰度尺度不变的二维纹理分析。LBP 虽然简单,但可以高效表达局部模式,被广泛应用于许多应用,例如人脸识别、背景建模等。给定图像中的一个像素,通过与它的近邻比较计算出 LBP 编码:

$$\text{LBP}_{P,R} = \sum_{p=0}^{P-1} s(g_p - g_c) 2^p \tag{9.20}$$

$$s(x) = \begin{cases} 1, & x \geqslant 0 \\ 0, & x < 0 \end{cases} \tag{9.21}$$

其中,g_c 是中心像素的灰度值,g_p 是近邻灰度值,P 是近邻的总数,R 是近邻的半径。如果 g_c 的坐标是 $(0,0)$,近邻 g_p 的坐标是 $\left(R\cos\left(\frac{2\pi p}{P}\right), R\sin\left(\frac{2\pi p}{P}\right)\right)$。每个像素都计算出相应的 LBP 编码后,计算编码的直方图作为纹理描述符。起初 LBP 限制为 3×3 近邻 $(R=1)$,这是一个缺陷,因为更大尺度的结构信息缺失了,通过使用多种大小的近邻,这个限制后来被克服了。

另一种扩展是一致的 LBP 模式,称一个 LBP 是一致的,如果它的二进制串顶多有两个逐位变换。一致模式可以容纳局部模式的绝大多数,其好处是可以将模式的数量从 2^P 减少为 $P\times(P-1)+3$,可极大地减少特征的长度。例如,对于 $P=8$,可将长度从 256 减少到 59。从 $\text{LBP}_{P,R}$ 到 $\text{LBP}_{P,R}^{u2}$(上标 "$u2$" 表示一致模式)的映射可以通过查询表实现。

编码后图像 $\text{LBP}(x,y)$ 的直方图作为描述符,其计算为

$$H_i = \sum_{x,y} I(\text{LBP}(x,y) = i), \quad i = 0, \cdots, n-1 \tag{9.22}$$

其中,n 是 LBP 操作的编码数,当 x 为真时 $I(x)=1$,否则 $I(x)=0$。从图像区域中计算出的一致模式的离散直方图中包含了局部微模式(如边缘、点、平滑区域)的分布信息,这些微模式也是乳腺图像中的典型结构,例如毛刺肿瘤、血管(边)、小肿块(点)和大肿块(平滑区域)。

尽管 LBP 作为纹理描述很成功,但是在编码的过程中,丢失了一些重要信息[136]。它仅保留了中心像素点和局部近邻的区别,区别的大小丢失了,这个传达了有用的互补的信息。他们提出了一个改进的 LBP,被称为 CLBP(完

全 LBP),我们这里采用 CLBP。

对于一个给定的中心像素 g_c 和它的 P 个均匀分布的近邻 g_p, $p = 0, 1, \cdots, P-1$,计算 g_c 和 g_p ($d_p = g_p - g_c$)的差异向量 $[d_0, \cdots, d_{P-1}]$。d_p 可以被分为两个部分:

$$d_p = s_p \times m_p, \quad \begin{cases} s_p = \text{sign}(d_p) \\ m_p = |d_p| \end{cases} \tag{9.23}$$

其中,$s_p = 1$,如果 $d_p \geqslant 0$,否则 $s_p = -1$,m_p 是 d_p 的大小。这样 $[d_0, \cdots, d_{P-1}]$ 可以被转变为一个符号向量 $[s_0, \cdots, s_{P-1}]$ 和一个大小向量 $[m_0, \cdots, m_{P-1}]$。很明显原始的 LBP 只用了符号向量 $[s_0, \cdots, s_{P-1}]$ 并且量级向量完全被丢弃了。记原始 LBP 为 CLBP_S(S 的意思是符号),记大小差异特征为 CLBP_M,则 CLBP_M 按照如下的方法计算:

$$\text{CLBP\_M}_{P,R} = \sum_{p=0}^{P-1} t(m_p, c) 2^p, \quad t(x, c) = \begin{cases} 1, & x \geqslant c \\ 0 & x < c \end{cases} \tag{9.24}$$

其中,c 是一个阈值,是图像区域计算出的 m_p 的平均值。CLBP_S 和 CLBP_M 串联起来就是 CLBP,CLBP = [CLBP_S, CLBP_M],将 CLBP 作为最后的纹理表达。

使用不同的 (P, R) 值,CLBP 可以实现多分辨率的分析。(P, R) 的典型值是 (8,1),(16,2) 和 (24,3),我们使用 $\text{CLBP}_{(8,1)}^{u2}$ (8,1) 实现最好的性能并且使得特征的长度较短。CLBP 的特征的长度是 108(59×2)。

纹理分析的区域是围绕着可疑肿块轮廓周围的一个区域带,如图 9.4 所示。提取出的带的宽度限制为穿过轮廓的 8 mm(轮廓两旁的 4 mm 或者 20 个像素,一个像素的分辨率是 200 μm)。

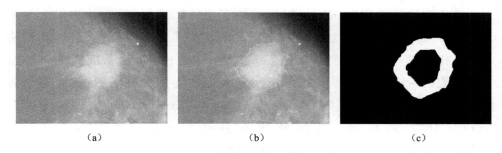

图 9.4 活动轮廓分割后的特征提取

(a) 包含一个恶性肿块的 ROI,(b) 分割结果,(c) 用来提取肿块纹理特征的边界窄带区域

9.4.2 几何特征

在窄带活动轮廓分割结果的基础上,对每个 ROI 进一步提取了几何特征,一共包含 12 个几何特征。包括致密度(1 个)、基于边界的矩特征(3 个)、傅里叶描述子(1 个)、基于归一化径向长度的特征(4 个)、基于相对梯度方向的特征(3 个)。这些特征的介绍见第 7 章。

9.4.3 分类器

分类器方法使用了 RBF 核的支持向量机。高斯径向基函数核的定义为

$$K(X_i, X_j) = \exp\left(-\frac{\parallel X_i - X_j \parallel}{2\sigma^2}\right) \tag{9.25}$$

其中,$\sigma > 0$ 约束了核距离。SVM 相关介绍见第 7 章。

9.5 数 据 集

本章使用的乳腺图像是 DDSM 数据集[7]。DDSM 是公开的最大的数据集,它包括 2 620 个案例,每一个案例中有两张来自同一个乳房的 MLO 和 CC 侧的图片,因此一共有 10 480 张图片。DDSM 包括 43 卷,用三种不同数字扫描仪(Lumisys、Howtek 和 DBA)数字化。每个扫描仪都有自己的分辨率和光密度,在 MCL 过程中,参数会受到图像分辨率的影响。

这里专注于使用 Lumisys 扫描仪数字化的图像。原始图片中每个像素大小是 50 μm,12-bits(1 024 个灰度级)。为了提高处理过程的速度,我们将它降采样到每一个像素大小为 200 μm × 200 μm 和 256 个灰度级。

我们选取了 Lumisys 扫描仪中所有被标注为肿块的乳腺图像。恶性肿块来自于卷"cancer_01","cancer_02","cancer_05","cancer_09","cancer_15",类似地,良性肿块来自于"benign_01","benign_04","benign_06","benign_13","benign_14"。

包含 405(269 个恶性肿块案例和 136 个良性肿块案例)个活检证实过的

案例,重点考虑 CC 视图,一共有 429 个乳腺图像用于训练和测试。大约一半(202 个案例,219 张图片)用来训练,剩下的图片(197 个案例,210 张图片)用来测试。注意,有一些图片只出现在 MLO 视图中。在数据的划分过程中,尝试用不同密度来平衡图像,并且也尝试平衡良性肿块和恶性肿块的数目。也就是说,对于 1~4 中的每一个密度,大约一半的有给定密度的图像(包括良性和恶性的肿块)被用来训练,剩下的用来测试。训练图像被用来优化 MCL 的参数和 SVM 的参数,减少误检率的方法也在 82 张正常图像的 CC 视图进行了评估,它们来自 Lumisys 扫描仪(卷"normal_09"和"normal_10",164 张图片)。

尽管这里主要关注 CC 视图,本章的方法在 MLO 视图上也进行了测试。包含肿块的 MLO 视图图像被用来研究(455 张图像)。

使用 FROC 分析来衡量检测方法的性能。如果检测区域的中心在 DDSM 标注区域内,就称这个区域为真阳性。以放射学家的标注作为金标准。选用的数据集包含各种不同的肿瘤,不同的微妙性,不同的大小,不同的乳房组织密度。在实验中使用的数据集的总结信息见表 9.1。

表 9.1 训练与测试集的总体信息

密度等级	图像数	训练集中肿块数 (恶性/总体)	测试集中肿块数 (恶性/总体)
Total	429(219+210)	149/260	128/244
Density 1	90(45+45)	36/54	32/53
Density 2	191(98+93)	64/112	53/107
Density 3	120(62+58)	42/78	36/68
Density 4	28(14+14)	7/16	7/16

9.6 实 验 结 果

9.6.1 检测结果

MCL 中涉及几个关键参数,使用训练数据集进行经验优化。参数的优化过程与文献[123]中类似。表 9.2 列出了训练数据集上优化的 MCL 参数值。表 9.3 列出了 MCL 过程的灵敏度。图 9.5 显示了恶性肿块上的 MCL 示例。从结果中可看出,在训练集上优化参数后,MCL 是有效的,在测试集上达到了 82.4% 的灵敏度。致密等级 4 上的灵敏度也低于其他致密等级的图像,这对放射科医生的视觉检查来说也成立。

表 9.2 通过训练集确定的 MCL 参数值

MCL 参数	优化的取值	MCL 参数	优化的取值
1. 颗粒化步长 λ(阶段 1)	0.01	7. 第 1 个最小距离阈值(阶段 2)	50
2. 结构元半径(阶段 1)	5 像素	8. 最大允许同心距离(阶段 2)	68 像素
3. 焦点区域面积(阶段 2)	[100~9 000]像素	9. MCL 准则阈值(阶段 2)	3 层
4. 焦点区域凝聚度(阶段 2)	0.25	10. 相对出现率阈值(阶段 3)	≤0.1
5. 焦点区域范围(阶段 2)	0.26	11. 第 2 个最小距离阈值(阶段 3)	75 像素
6. 焦点区域离心率(阶段 2)	0.9		

表 9.3 MCL 在训练集和测试集上的灵敏度

密度等级	肿块检测灵敏度		
	所有肿块	恶性肿块	良性肿块
训练集	79.6%(207/260)	81.2%(121/149)	78.4%(87/111)
Density 1	90.7%(49/54)	91.7%(33/36)	88.9%(16/18)
Density 2	80.4%(90/112)	82.8%(53/64)	77.1%(37/48)
Density 3	74.4%(58/78)	71.4%(30/42)	77.8%(28/36)
Density 4	62.5%(10/16)	71.4%(5/7)	66.7%(6/9)
测试集	82.4%(201/244)	83.6%(107/128)	81%(94/116)
Density 1	92.5%(49/53)	93.8%(30/32)	90.5%(19/21)
Density 2	85%(91/107)	84.9%(45/53)	85.2%(46/54)
Density 3	76.5%(52/68)	77.8%(28/36)	75%(24/32)
Density 4	56.3%(9/16)	57.1%(4/7)	55.6%(5/9)

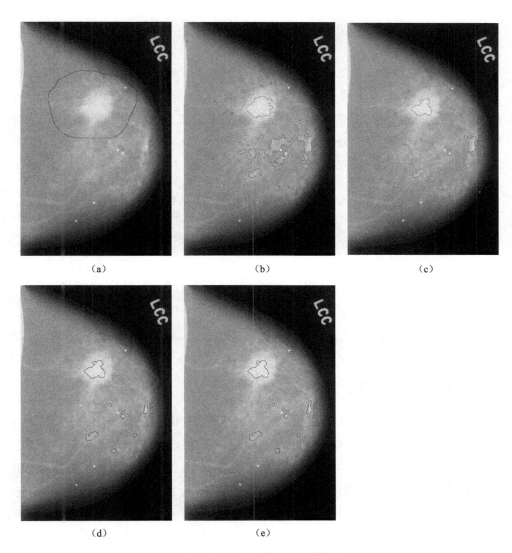

图 9.5 MCL 检测过程例子

(a) 包含医生标注的原图,(b) 第二阶段经过面积和 solidity 形态学特征过滤的检测结果,(c) 第二阶段经过同心距离过滤后的检测结果,(d) 第二阶段 MCL 准则阈值后的结果,(e) MCL 最终的检测结果

9.6.2 伪正去除

在训练集和测试集上评估 FPs 的平均数。原始 MCL 的特异性结果如表 9.4 所示。总体而言，使用 MCL，系统可以在训练集上检测出 5.06 个 FPs，在测试集上有 5.3 个，并且在正常的乳腺图像上有 5.18 个 FPs。作为已经被用于减少假阳性的纹理分析，灰度共生矩阵和 CLBP 特征被研究用于减少假阳性，此外，本章还研究了几何特征。

表 9.4 MCL 过程在每张图像上的伪正数

密度等级	训练集	测试集	正常数据集
All	5.06(1 108/219)	5.3(1 114/210)	5.18(849/164)
Density 1	4.64(209/45)	4.71(212/45)	3.92(94/24)
Density 2	5.58(547/98)	6.01(559/93)	5.1(347/68)
Density 3	4.81(298/62)	4.91(285/58)	5.87(305/52)
Density 4	3.86(54/14)	4.14(58/14)	5.15(103/20)

1. 使用纹理特征去除伪正

在获得最初的检测区域之后，窄带水平集被用来更准确地分割可能的肿块区域。在使用优化参数的 MCL 过程之后发现，对于水平集分割算法，它通常能有一个好的开始。在活动轮廓细化方法中，需要设置几个参数，例如权重参数 $\lambda_1, \lambda_2, \mu, \nu$ 和带宽参数 B，参数 B 固定为 $B=20$，其他参数值设置如下：$\lambda_1 = \lambda_2 = 0.5, \mu = 1.0, \nu = 0.1$。实验发现性能对于这几个参数的选择不敏感。此外，使用窄带约束和距离正则化，我们发现在若干次的迭代后，水平集算法可以完成良好的分割。最大的迭代次数被设为 100，它在数据集上工作良好。

从被分割的区域中，我们提取了几何特征和纹理特征用于区域分析。图 9.6 是一个例子。从图中可以看出，MCL 初始检测过程可以检测到可能的肿块区域，但是它不能从背景中准确地区分肿块区域。然而，使用窄带水平集方法，可以改善分割结果，这对于提取纹理特征和几何特征来说是很重要的。

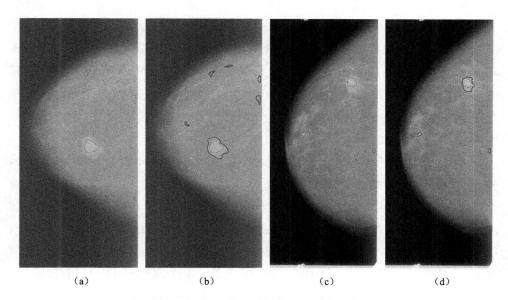

图 9.6 MCL 后用窄带活动轮廓模型的分割结果
(a) 良性肿块上 MCL 的结果，(b)(a) 图活动轮廓细分后的结果（粗线框），
(c) 恶性肿块上 MCL 的结果，(d)(c) 图活动轮廓细分后的结果（粗线框）

特征都被用来训练分类器。因为负样本（非肿块）数量远大于正样本（肿块），所以不能直接使用传统的 SVM，因为样本的分布对性能的影响很大。通常来说，当一个类的样本在整个数据集占大多数，SVM 将把所有的测试样本分类为这个主宰的类。尽管整体分类的准确率很高，但是结果是没有意义的。有几种方法被提出来解决数据集不平衡的问题[138]。这里集成了 SMOTE 采样[139]，在 SMOTE 中，对数量少的类进行了超采样，取少数类中的一个样本和它的 k 最近邻，通过样本和近邻的线性组合产生新的样本。使用 SMOTE 超采样，训练集中的正样本数量可以扩大。通过实验发现，双倍采样正样本和降采样负样本到相似大小可以达到一个比较好的性能，本章后面的实验都使用这种设置。注意，在正常图像中检测出来的所有区域都是负样本，因为在训练图像上本来就已经有很多的负样本，所以 SVM 中，正常图像上检测出来的区域不用来训练。

SVM 分类器的性能取决于几个参数，例如误分惩罚参数 C 和 RBF 中的 σ，这里使用 5 折交叉验证法来选择最优的参数。也就是说，训练集被分成了

5个相同大小的子集,其中的4个被用来训练,剩下的1个子集被用来测试,对于每一个C和σ的测试,训练了5个分类器,找到平均准确率最高的C和σ值,确定下来作为接下来测试中的参数值。C和σ的值的范围是$[2^{-5},2^{10}]$,使用LIBSVM工具箱[140]做实验。实验发现,同一个数据集上,不同的特征不同的参数,分类器的性能也会有变化,但是当C为$8\sim32$,σ为$0.25\sim4$时,变化不是很大。当$C=16$和$\sigma=1$时,分类器的性能比较好,因此,在接下来的实验中,我们使用的是这些参数值。

表9.5列出了在测试集上用纹理特征训练的SVM经过减少伪正后的检测结果。活动轮廓分割法可以提高肿块的分割准确率,并且可以多检出4个真正样本从而提高敏感度。从表中可以看出,使用纹理分析,可以很大程度上减少假阳性,每幅图像从5.3减少到了1.44(使用的是水平集分割法),敏感度损失了7.5%(从82.4%减少到了76.2%)。对CLBP特征和GLCM特征也进行了比较,使用CLBP特征,获得了169个真阳性和312个假阳性,使用GLCM特征,获取了172个真阳性和322个假阳性。GLCM的性能比CLBP的好一点,原因可能是CLBP特征是基于直方图的特征,而本章实验中SVM的核函数对于这个特征来说并不是很合适。与在MCL过程中的检测性能类似,在密度1和2的图像上的敏感度和特异性比在密度3和4上面的好,这个与在高密度图像上检测问题变得更困难有关系。特别是对于密度为4的图像,敏感度只有50%,但是由于它的数量比其他密度的图像数量小,这个并没有大幅度影响检测性能。

表9.5 使用基于纹理特征的SVM去伪正后检测结果

密度等级	测试集(MCL)	测试集 (使用水平集分割后)	正常样本 (使用水平集分割后)
All	TP = 74.6%(182/244), FPsI = 1.41(296/210)	TP = 76.2%(186/244), FPsI = 1.44(302/210)	FPsI = 1.5(246/164)
Density 1	1TP = 84.9%(45/53), FPsI = 1.73(78/45)	TP = 88.7%(47/53), FPsI = 1.76(79/45)	FPsI = 1.38(33/24)
Density 2	TP = 75.7%(81/107), FPsI = 1.3(121/93)	TP = 78.5%(84/107), FPsI = 1.37(127/93)	FPsI = 1.54(105/68)

续表

密度等级	测试集(MCL)	测试集 (使用水平集分割后)	正常样本 (使用水平集分割后)
Density 3	TP = 70.6%(48/68), FPsI = 1.41(82/58)	TP = 69.1%(47/68), FPsI = 1.38(80/58)	FPsI = 1.58(82/52)
Density 4	TP = 50%(8/16), FPsI = 1.07(15/14)	TP = 50%(8/16), FPsI = 1.14(16/14)	FPsI = 1.3(26/20)

2. 使用几何特征减少假阳性

类似地,本章也研究了利用几何特征减少假阳性的性能,SVM 的参数值同样利用 5 折交叉验证方法获得。表 9.6 列出了结果。从表中可以看出,几何特征对于减少假阳性同样也是很有用的。相比于纹理特征,我们发现几何特征的性能并没有纹理特征的那么好,原因可能是几何特征需要对肿块区域更准确地分割,这对于自动检测方法来说是非常困难的。

表 9.6 使用基于几何特征的 SVM 去伪正后检测结果

密度等级	测试集(MCL)	测试集 (使用水平集分割后)	正常样本 (使用水平集分割后)
All	TP = 73%(178/244), FPsI = 1.43(300/210)	TP = 74.2%(181/244), FPsI = 1.44(302/210)	FPsI = 1.55(255/164)
Density 1	TP = 81.1%(43/53), FPsI = 1.76(79/45)	TP = 83%(44/53), FPsI = 1.78(80/45)	FPsI = 1.5(36/24)
Density 2	TP = 73.8%(79/107), FPsI = 1.32(123/93)	TP = 76.6%(82/107), FPsI = 1.3(121/93)	FPsI = 1.59(108/68)
Density 3	TP = 72.1%(49/68), FPsI = 1.41(82/58)	TP = 70.6%(48/68), FPsI = 1.45(84/58)	FPsI = 1.62(84/52)
Density 4	TP = 43.8%(7/16), FPsI = 1.14(16/14)	TP = 43.8%(7/16), FPsI = 1.21(17/14)	FPsI = 1.35(27/20)

3. 利用集成的特征减少假阳性

如前陈述，对于一个 ROI，几何特征和纹理特征可表达不同的信息，因此，它们的集成或许可以提高肿块检测方法的性能。表 9.7 列出了集成特征的检测性能。在测试集上，介绍的利用活动轮廓精细分割方法，在 1.48 的 FPsI 时达到 78.2% 的敏感度，相比较于没有经过 SVM 分类器的初始检测结果，假阳性率从 5.3 FPsI 降低到了 1.48 FPsI，敏感度小幅度地从 82.4% 降低到 78.2%。类似地，在正常样本的数据集假阳性率从 5.18 FPsI 降低到 1.51 FPsI。

表 9.7 使用基于集成特征的 SVM 去伪正后检测结果

密度等级	测试集（MCL）	测试集 （使用水平集分割后）	正常样本 （使用水平集分割后）
All	TP = 76.6%(187/244), FPsI = 1.51(317/210)	TP = 78.2%(191/244), FPsI = 1.48(310/210)	FPsI = 1.51(247/164)
Density 1	TP = 88.7%(47/53), FPsI = 1.87(84/45)	TP = 90.6%(48/53), FPsI = 1.69(76/45)	FPsI = 1.46(35/24)
Density 2	TP = 76.6%(82/107), FPsI = 1.39(129/93)	TP = 78.5%(84/107), FPsI = 1.40(130/93)	FPsI = 1.59(108/68)
Density 3	TP = 73.5%(50/68), FPsI = 1.48(86/58)	TP = 73.5%(50/68), FPsI = 1.47(85/58)	FPsI = 1.54(80/52)
Density 4	TP = 50%(8/16), FPsI = 1.29(18/14)	TP = 56.3%(9/16), FPsI = 1.36(19/14)	FPsI = 1.2(24/20)

4. 在 MLO 视图上的结果

本章的方法同样在 MLO 视图图像上进行了研究，像上文提到的，它在 455 张包含肿块的乳腺图像上进行了测试，由于 MLO 视图上，乳腺图像上的胸肌腺区域有很高的灰度值，它将影响肿块检测方法。常用的处理这个问题的方法是在检测过程之前，将胸肌腺区域分割出来。已经有几种方法被提出来检测乳腺图像中的胸肌腺[141]，为了简化实验，我们手工去掉了胸肌腺区域。图 9.7 是一个例子。图 9.7(a) 展示了原始图像,图 9.7(b) 展示了在删除胸肌腺之后的图像,同时也展示了放射科医生对肿块区域的标注,图 9.7(c) 展示了分割结果。表 9.8 列出了 MLO 图像上 MCL 过程和本章方法的结果。这里 MCL 过程使用的参数是表 9.2 中的参数值,使用的分类器是在 CC 视图上训练得到的分类器,使用的特征包括纹理特征和几何特征。从表和图可以看出,本章介绍的方法可以有效地减少假阳性并且只有一点敏感度的损失。

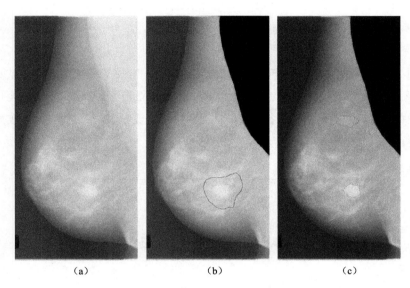

图 9.7　MLO 视图上的检测结果

(a) 原图,(b) 医生标注,(c) 检测结果

表 9.8　MLO 视图图像上的检测结果

密度等级	不含伪正去除的 MCL	提出的方法
All	TP = 79.6%(434/545), FPsI = 4.93(2 241/455)	TP = 75.6%(412/545), FPsI = 1.38(630/455)
Density 1	TP = 89.7%(104/116), FPsI = 4.96(476/96)	TP = 83.6%(97/116), FPsI = 1.64(157/96)
Density 2	TP = 81.2%(194/239), FPsI = 5.01(1 018/203)	TP = 78.2%(187/239), FPsI = 1.24(252/203)

续表

密度等级	不含伪正去除的 MCL	提出的方法
Density 3	TP = 75.5%(117/155), FPsI = 4.79(604/126)	TP = 72.9%(113/155), FPsI = 1.43(180/126)
Density 4	TP = 54.3%(19/35), FPsI = 4.77(143/30)	TP = 42.9%(15/35), FPsI = 1.37(41/30)

9.6.3 和其他方法的比较

图 9.8 显示了方法的 FROC 曲线[142]。表 9.7 中的一些结果也显示在图中。FROC 曲线画的是通过变化分类器的决策阈值,分类器的真阳性比例与平均数的 FPsI 值关系曲线。FROC 曲线可以表现检测方法中检测敏感度和特异性的权衡。

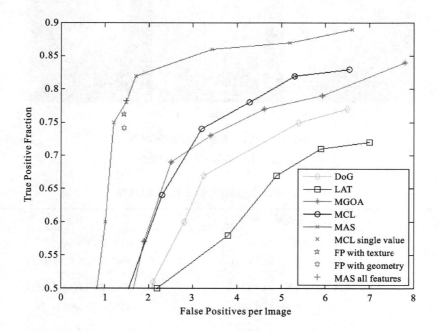

图 9.8 多个方法的 FROC 分析

比较不同的肿块检测方法很困难,因为各个方法使用不同的数据集。在这里,比较了三种典型的方法:高斯差分(difference of gaussian,DoG)[143]、局部自适应阈值(local adaptive thresholding,LAT)[144]和多尺度梯度方向分析(multiscale gradient orientation analysis,MGOA)[145],因为这些方法有相似的分割和检测过程。在这部分,重点关注有肿块的图像,没有使用正常的图像。219 张包含肿块的图像用于训练和 210 张包含肿块的图像用于测试。在 DoG 方法中,通过减去原始图像和两个平滑版本,标记出可能的肿块,经过过滤步骤后,用一个全局的阈值来检测肿块。通过改变阈值,可以实现 FROC 分析。LAT 方法也是基于图像差和阈值法。首先通过非线性的变换获得一个增强的图像,然后从原始图像中减去这个增强的图像,再使用自适应的局部阈值来获取最终的可疑区域。通过改变阈值可实现 FROC 曲线分析。在多尺度梯度方向分析方法中,对于每一个中心像素 i,从所有距离范围是在 r_{min} 和 r_{max} 之间的像素 j 中计算一个梯度特征。每个方法的参数(例如 DoG 中的标准差,在增强过程中,局部自适应阈值法中的 a 和 α,在论文中 $a=10\ 000$ 和 $\alpha=0.3$,r_{min},r_{max} 和参数 D 都是在 MGOA 中的变化的使用)都尽量遵循原本论文中的描述,同时也有自己的变化,因为图像和原来论文有所不同。实验中使用到的参数值如下:对于 DoG 方法,核宽(σ)的值是 $10\sim 25$。对于局部自适应阈值法,$a=10\ 000$ 和 $\alpha=0.3$。对于多尺度方向梯度分析法,参数 D 的值被设为 30,对 200 μm 分辨率对应于 6 mm。在这里使用了三个级别,r_{max} 的值为 20,40,60 像素,对应于 4 mm,8 mm 和 12 mm,r_{min} 的值被设为 5 像素。为了产生 MCL 方法的 FROC,变化可疑肿块之间的最小距离。我们提出的方法中,这个参数值同样被放松,以获取更多的真阳性,同时会产生更多的假阳性。

一般说来,所有的方法都有可能过度检测(比起真实的肿块,检测出更多的区域),在很高的敏感度时产生多个假阳性区域。本章介绍的方法(标记为 MAS,因为它集成了 MCL,活动轮廓法和 SVM)在敏感度和特异性上都取得了最好的性能,在 FPsI 少于 2 时敏感度能达到 80%,而其他的方法在得到相似敏感度时,FPsI 高于 5。主要的原因是应用了 SVM,它能够很大程度上减少假阳性。当然,另一个原因是 MCL 过程能够通过优化几个参数值融合进先验知识,并且利用一些形态学特征排除假阳性保留真正的肿块。此外,利用水平集分割方法,可以更准确地提取出肿块区域。利用几何特征和纹理特征训练的自适应分类器 SVM，能够很大程度上减少假阳性的数量而敏感度仍然保持在 80% 左右。相比较于 LAT 和 DoG 方法，MGOA 有更好的性能，原因可能是 MGOA 可以检测出不同大小的肿块（这个与 MCL 过程中的多层标准在某种程度上类似），而对于 DoG，能够检测到的肿块受 Gaussian 核中的全局标准参数影响。

  本章介绍的方法在 1.48 FPsl 时取得了 78.2% 的敏感度，与其他研究者在 DDSM/Lumisys 乳腺图像上的结果可比或更好。除了 DDSM 数据集，之前的工作在其他的几个公开或者私有的数据集上试验过。Oliver 等[116] 在 MIAS 数据集上测试了几个方法，一般地，在 2.0 FPsl 时，敏感度为 20%～70%。性能比每篇原始论文中的检测结果都要低。例如，一个方法在 MIAS 数据集上获得 80% 的敏感度和 6.28 FPsl，而原始论文中，在一个只用 17 张图像小私有数据集上达到 100% 的敏感度和 1.7 FPsl[143]。这表明使用的数据集对实验性能有很大的影响。Li 等[83] 利用马尔科夫随机场和一个模糊二元决策树分类器进行肿块检测。在一个包含 50 张正常和 45 张非正常的私有乳腺摄影图像数据集上，他们取得了 90% 的敏感度和 2.0 FPsl。Rojas 等[120] 在 Mini-MIAS 数据集中 57 张乳腺图像上，取得了 80% 的敏感度和 2.3 FPsl。虽然直接与这些方法比较是不现实的，这依然表明本章介绍的方法对于肿块检测问题取得了比较好的性能。

第 10 章 基于互信息特征选择与支持向量机的肿块良恶性识别

在本章中,我们介绍一种肿块良恶性分类方法,在一个有 826 个 ROIs,其中 408 个良性和 418 个恶性的 ROIs 的数据集上进行了实验。对于分割的过程,综合了基于水平集的方法和基于空间 FCM 聚类的方法,它能很大程度上减少手工分割的工作量。在分割完成之后,每一个 ROI 都用 31 个特征表示,其中包括 12 个几何特征和 19 个纹理特征。在进行分类之前,特征选择过程在 413 个 ROIs 上进行。LDA+kNN 分类器和使用 Gaussian 核的 SVM 分类器被用来在整个数据集(826 个 ROIs)上进行分类。本章讨论了几个特种选择的方法,其中包括 F-score, Relief, SVM-RFE, SVM-RFE (mRMR) 和本章介绍的 SRN。分别对 F-score, Relief, SVM-RFE, SVM-RFE (mRMR) 和 SRN 使用 LOO 过程和 SVM 分类器,A_z 的值分别是 0.931 2, 0.917 8, 0.932 4, 0.941 3 和 0.961 5。提出的方法可以使用较少的特征,取得比其他的特征选择方法更好的性能,介绍的方法和其他的特征选择方法相比优势是显而易见的,在 LOO 过程中,达到了 $A_z = 0.961\ 5$ 的准确率。

10.1 简 介

肿块分类(恶性或良性)技术是 CAD 系统中使用的一项关键技术,并且在早期癌症检测中非常有用,它能帮助减少非必需的有创活检。肿块分类已有较多的研究。文献[74]讨论了使用梯度的肿块分类方法,肿块边缘被分割成凹凸部分组成的多边形。提取出针状边缘边界的特征量化程度和针状体的狭窄程度进行肿块分类。其中,采用形态学特征和手动划定边界进行肿块分类。Sahiner等[95]利用胶带矫直变换来描述乳房X射线照片肿瘤为恶性或良性。在一个168乳腺X射线照片的数据集上,他们发现从RBST上提取的特征比从原始图像上提取的特征有效,在ROC曲线下的精度为$Az=0.94$。然后通过自动分割改进他们的方法以及将描述肿块的形态学特征融合到传统的特征中,发现基于特征的分类精度能与基于纹理特征的精度相媲美,两种特征的融合能够显著地提高肿块分类的精度。Eltoukhy等[147]比较了乳腺癌诊断中的小波变换和曲波变换。他们从MIAS数据集提取一个大小为128×128的感兴趣区域,然后使用小波变换和曲波变换分解每个图像,从每个分解层次提取了总共100个最大的系数,最终,使用最近邻方法作为分类器,他们发现肿块诊断中曲波变换的效果优于小波变化。

尽管一些文章研究肿块分类,肿块分类中的特征选择相关研究很少。特征选择是非常重要的,因为并非所有的特征都有利于分类。事实上,特征选择已经应用于许多模式识别领域,例如人脸识别、指纹识别等,选出高效的特征能够提高分类的精度。在这一章,我们专注于肿块分类中的特征选择。基于利用分类的不同方式,特征选择可分为过滤法和包裹式(wrapper)法。一种典型的包裹式法是结合特征选择的支持向量机(SVM)分类器,称为SVM-RFE[148]。该方法以迭代的方式运行,并使用一个反向特性消除方案来递归的消除无关紧要的特征。

尽管SVM-RFE有许多优势,但是它也有一些缺点,比如特征选择之间的冗余特征,高昂的计算代价。因此,文献[149-151]中介绍了一些改进手段,文献[150]中将互信息[106]融合到SVM-RFE中以减少冗余的特征。然而,其一个缺点是不能平衡相关项和冗余,这将引起相关项和冗余之间的偏差。为了解决这个问题,本章基于文献[149]提出了一种新的特征选择方法,融合了SVM-RFE[148]和规范化交互信息,使特征选择达到更高的分类精度。

10.2 算 法

在图10.1中显示了肿块分割和分类的流程图。对于肿块分割来说,本章使用了基于水平集的方法,它采用FCM聚类与空间信息约束作为初始化步骤。用于分类的特征包括几何特征和纹理特征。对于特征选择方法,本章中我们测试了 F-score[152]，Relief[153,154]，SVM-RFE[148]，带有 mRMR 过滤器[150] 的 SVM-RFE，提出了一个新的融合 NMIFS 和 SVM-RFE 的特征选择方法。用 LDA 降维后的 KNN 法和 SVM 进行最终分类。

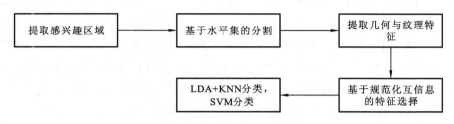

图 10.1　肿块分类的步骤

10.2.1　ROI 提取

包含肿块的感兴趣区域以前都是通过手工的方式提取，前一章介绍了一种自动肿块检测方法，由于这里的重点是研究肿块的分类，这里我们用手工提取的 ROIs 作为输入。

10.2.2　基于 FCM 初始化的水平集肿块分割

肿块分割算法使用了水平集分割方法。最终使用的能量泛函是前面提到过的水平集：

$$\begin{aligned}E(\phi,f_1,f_2)=&\lambda_1\int(\int K_\delta(x-y)\mid I(y)-f_1(x)\mid^2 H(\phi(y))\mathrm{d}y)\mathrm{d}x\\&+\lambda_2\int(\int K_\delta(x-y)\mid I(y)-f_2(x)\mid^2(1-H(\phi(y)))\mathrm{d}y)\mathrm{d}x\\&+\gamma_1\int\mid I(x)-c_1\mid^2(1-H(\phi(x)))\mathrm{d}x\\&+\gamma_2\int\mid I(x)-c_2\mid^2 H(\phi(x))\mathrm{d}x\\&+\mu\int\mid\nabla H(\phi(x))\mid\mathrm{d}x+v\int g\delta(\phi)\mid\nabla\phi\mid\mathrm{d}x\\&+w\int\frac{1}{2}(\mid\nabla\phi(x)\mid^2-1)\mathrm{d}x\end{aligned} \quad (10.1)$$

其中，$K_\sigma(\cdot)$ 是一个带有尺度参数 $\sigma > 0$ 的高斯内核，用来限制一个像素的影响区域。$I(x)$ 是 x 点处的灰度值，$f_1(x)$ 和 $f_2(x)$ 分别用来近似当前水平集函数 ϕ 分成的内部和外部区域的图像灰度值，$H(\cdot)$ 是 Heaviside 函数，g 是一个图像梯度值的递减函数。$\lambda_1, \lambda_2, \gamma_1, \gamma_2, \mu, v, \omega$ 是权值参数。水平集方法简介可见第 7 章。

下面我们介绍水平集方法的自动初始化。对于水平集的初始化，传统方式是使用一个带符号的距离函数，通常用一个圆来代表初始化轮廓。我们测试了多种水平集的初始化方法，实验发现 FCM（模糊 C 均值）表现良好。对于图像分割，标准 FCM 聚类试图实现最小化代价[155]：

$$J = \sum_{m=1}^{K} \sum_{n=1}^{K} \mu_{mn}^{l} \parallel i_n - v_m \parallel^2$$

$$\text{s.t.} \sum_{m=1}^{K} \mu_{mn} = 1 \tag{10.2}$$

其中，K 是聚类的数量，n 是像素的数量，μ_{mn}^{l} 表示第 n 个对象属于第 m 个聚类的程度，l 是（>1，通常被设置为 2）参数，i_n 是一个灰度值，v_m 是第 m 个聚类的重心。当像素靠近聚类中心时分配高隶属度值，像素远离中心时分配低值时，FCM 算法实现最优化。

传统 FCM 的一个缺点是它们忽视了附近像素的空间信息。这里采用文献[156]中研究的空间 FCM（称为 sFCM），它结合空间信息的模糊隶属度函数，其中一个空间函数定义为

$$h_{ij} = \sum_{k \in N_j} \mu_{ik} \tag{10.3}$$

其中，N_j 代表一个以像素 j 为中心的局部窗口。当一个像素的大部分近邻像素都属于同一个簇时，像素对这个簇的空间函数值就比较大。

引入空间函数后，新的隶属函数定义如下：

$$\mu_{mn}^{l'} = \frac{\mu_{mn}^{p} h_{mn}^{q}}{\sum_{m=1}^{K} \mu_{mn}^{p} h_{mn}^{q}} \tag{10.4}$$

其中，p 和 q 是控制隶属函数和空间函数相对重要性的参数，通常都被简单的设置为 1。隶属值 μ_{mn} 和中心 v_m 的更新方式与传统 FCM 相同。

在空间 FCM 分割后，依据相对位置选择初始化聚类区域（因为肿块通常在 ROI 的中心位置）。实验表明这个简单的步骤能够得到良好的最终分类

结果。通过这种方式,可最小化所需的用户交互。在图 10.2 中显示了一些例子。从图中可以看出空间 FCM 能够给水平集方法提供良好的初始化。

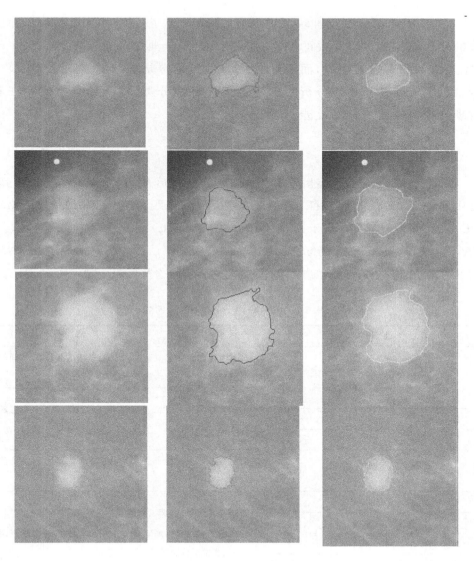

图 10.2 一些肿块图像的分割结果
第一列为原始图像,中间一列为空间 FCM 的初始化,最后一列为水平集细化的最终分割结果

10.2.3 特征提取

在从 ROI 中分割出肿块区域之后,本章计算了一系列与边界和相邻区域的几何结构和纹理相关的特征。我们知道,一个典型的良性肿块有一个圆的、光滑的和清晰的边界,而恶性肿块的边界通常是多刺的、粗糙的和模糊的。因此,可以使用边界分析对肿块进行良恶性分类。本章结合几何特征和纹理特征以获得更好的性能。

1. 几何特征

提取的几何特征代表肿块轮廓的形状,分割后从边界像素进行计算。研究中考虑了 12 个几何特征,包括较密性,归一化距离刻度(NDM2,NDM3,NDM4),傅里叶特征,基于归一化径向长度(NRL)的特征(μ_{NRL}, σ_{NRL}, E_{NRL}, AR_{NRL}),和基于相对梯度方向(RGO)的特征(μ_{RGO}, σ_{RGO}, E_{RGO})。本章中使用的几何特征列举在表 10.1 中。为了方便讨论,将这些特征记为 F1 到 F12。

表 10.1 从肿块边界提取的几何特征

特征索引	特征	范围值	注释
F1	致密性	[0,1]	度量封闭区域轮廓复杂性,0 值为理想圆形,0,1 之间的值越大代表的图形越不规则
F2	NDM2	[0,1]	归一化距离矩,0 值为理想圆形,-1,1 之间的绝对值越大形状越粗糙
F3	NDM3	[-1,1]	
F4	NDM4	[0,1]	
F5	FF	[0.1]	将边界像素坐标值作为复数计算,通常形状越复杂值越小
F6	NRL 平均值		对于平均值来说,通常越圆,值越大。对于标准差,形状越粗糙,值越大。熵结合了圆度和粗糙度,0 为理想圆形。通常形状越粗糙,F9 的值越大
F7	NRL 标准差	[0,1]	
F8	NRL 熵	$(-\infty, +\infty)$	
F9	NRL 面积比		
F10	RGO 平均值	[0,1]	RGO 定义为轮廓上一点的径向与这点梯度方向间锐角。粗糙形状往往有很高的值,和 F6 ~ F8 相似
F11	RGO 标准差	[0,1]	
F12	RGO 熵	$(-\infty, +\infty)$	

2. 纹理特征

除了肿块轮廓的形状信息,肿块边缘附近区域的纹理也包含了区分良性和恶性肿瘤的重要信息。因此也提取了纹理特征。提取的纹理特征是基于灰度共生矩阵法(GLCM)。从 GLCM 中提取的特征包括:自相关性(TF1)、对比度(TF2)、相关性(TF3)、cluster prominence(TF4)、cluster shade(TF5)、能量(TF6)、熵(TF7)、同质性(TF8)、最大概率(TF9)、平方和(TF10)、均值累加(TF11)、方差累加(TF12)、熵累加(TF13)、方差差分(TF14)、熵差(TF15)、信息相关性(TF16,TF17)、逆差归一化(TF18)、逆差归一化矩(TF19)。

在特征计算时,将灰度级收缩到 16,扫描在 0°,45°,90°,135° 方向上以像素距离为 1 的每个肿块带之间建立 GLCM。GLCM 矩阵在特征提取之前被平均化。故可得到 19 个纹理特征。

10.2.4　特征选择

特征选择被用来提取特征分类的最优子集,我们测试了多个特征选择方法。由于 SVM 对比于其他分类器显示了强大的性能,在这一章,将使用 SVM 作为最终的分类器。

特征选择方法可以分为两种类型:过滤方法和包裹法。包裹法的性能取决于特定的分类器,而过滤方法通常独立于分类器。给定一个大小为 D 的特征集合,特征选择的问题在于找到一个大小为 d ($d < D$) 的特征子集,它能最大化分类准确率。

1. 常用特征选择方法介绍

基于 F-score 的特征选择:F-score 是一种简单的过滤类型特征选择方法。给定 n 个训练向量 $x_k \in R^D, k = 1, 2, \cdots, n$,$n_+$ 和 n_- 表示正样本和负样本的数量,第 i 个特征的 F-score 定义为

$$F_i = \frac{(\overline{x_i^{(+)}} - \overline{x_i})^2 + (\overline{x_i^{(-)}} - \overline{x_i})^2}{\frac{1}{n_+ - 1} \sum_{k=1}^{n_+} (x_{k,i}^{(+)} - \overline{x_i^{(+)}})^2 + \frac{1}{n_+ - 1} \sum_{k=1}^{n_+} (x_{k,i}^{(-)} - \overline{x_i^{(-)}})^2} \quad (10.5)$$

其中，$\bar{x}_i,\bar{x}_i^{(+)},\bar{x}_i^{(-)}$ 分别是全部样本、正样本和负样本集第 i 个特征的平均值；$x_{k,i}^{(+)}(x_{k,i}^{(-)})$ 是第 k 个正（负）样本的第 i 个特征。分子表示正样本集和负样本集之间的区分度，分母度量类内散度。F-score 的值越高，特征的可区分性越好。因此，F-score 能够应用于特征选择。F-score 的一个缺点是它没有考虑到特征之间的互信息。

基于 Relief 的特征选择：由于 Relief 具有简洁性和有效性，它被认为是过滤式特征选择最成功的方法之一。令 $\{(x_i,y_i)\}_{i=1}^n \subset R^D \times \{\pm 1\}$ 为一个训练数据集，其中 x_i 是第 i 个数据样本，y_i 是它对应的类标签。Relief 迭代地通过特征区分近邻模式的能力估计特征的权值。特征的重要性体现在权值上，权值越高，特征越重要。在每次迭代中，随机选取一个 x 模式（样本），然后选择距离 x 最近的两个近邻。一个来自相同的类（标记为最近击中或者 NH），另一个来自于不同的类（标记为最近击不中点或 NM）。第 r 个特征的权值更新为

$$W_r = W_r + |x^{(r)} - \text{NM}^{(r)}(x)| - |x^{(r)} - \text{NH}^{(r)}(x)|, \quad 1 \leqslant r \leqslant I \tag{10.6}$$

其中，$x^{(r)}$ 是 x 的第 r 个分量。

SVM-RFE 特性选择：SVM-RFE 是一个利用 SVM 作为基分类器的包裹法。在线性 SVM 中，一个样本 $x \in R^D$ 的最终分类函数为 $f(x) = \sum_{i=1}^{D} w_i x_i + b$，权重向量 $w \in R^D$ 组成的 w_i 可以被用来衡量在最终的分类器中第 i 个特征的重要性。SVM-RFE 是以迭代的方式进行，在每一步的迭代过程中，权重向量 w 的系数被用来对剩下的特征进行排序。有最小的排序分数 $(w_i)^2$ 的特征会被淘汰，其中，w_i 是 w 向量中的第 i 个分量。这个方法是在每一步迭代中运用反向特征消除的策略去迭代的移除掉不重要的特征，最终获得重要的特征子集。

带有 mRMR 滤波器的 SVM-RFE 特征选择：SVM-RFE 的一个缺点是在所选特征之间存在冗余，这个会降低分类器的性能，因此，产生了一些改进的算法，例如，mRMR 方法与 SVM-RFE 结合来减少冗余。

mRMR 方法选择相关性最高及冗余度和最小的特征。相关性和冗余都使用 MI（互信息）测量。随机变量 X 和 Y 之间的 MI 定义如下：

$$I(X,Y) = \int_{\Omega_Y}\int_{\Omega_X} p(x,y) \log_2\left(\frac{p(x,y)}{p(x)p(y)}\right) \mathrm{d}x\mathrm{d}y \tag{10.7}$$

其中,Ω_X 和 Ω_Y 是 X 和 Y 的样本空间,$p(x,y)$ 是连续随机变量的联合概率密度函数,$p(x)$ 和 $p(y)$ 是边缘概率密度函数。

令 $F = \{f_1, f_2, \cdots, f_n\}$ 表示所有的特征,$c \in C = \{+1, -1\}$ 表示类变量(恶性和良性)。特征子集 $S \subset F$ 与类别标签的相关性 R_S 定义如下:

$$R_S = \frac{1}{|S|} \sum_c \sum_{f_i \in S} I(f_i, c) \tag{10.8}$$

在子集 S 中,特征 f_i 与其他特征的冗余度定义如下:

$$Q_{S,f_i} = \frac{1}{|S|^2} \sum_{f_j \subset S, f_i \neq f_j} I(f_i, f_j) \tag{10.9}$$

mRMR 通过如下的方法选择特征 f_i:

$$f_i^* = \mathrm{argmax}_{f_i \subset S} \frac{R_S}{Q_{S,f_i}} \tag{10.10}$$

特征的相关性和冗余度也可以用其他的方法进行结合,例如用相关性和冗余度之间的差 $R_S - Q_{S,f_i}$ 替代公式(10.10)中的除。

带 mRMR 方法的 SVM-RFE(表示为 SVM-RFE(mRMR)),SVM 权值中的相关性和 mRMR 标准的凸结合进行排列。对第 i 个特征,排列定义如下:

$$r_i = \beta |w_i| + (1-\beta) \frac{R_{S,f_1}}{Q_{S,f_i}} \tag{10.11}$$

其中,$\beta \in [0,1]$ 是用户调优参数,特征 f_i 的相关度 R_{S,f_i} 定义如下:

$$R_{S,f_i} = \frac{1}{|S|} \sum_c I(f_i, c), \quad \forall f_i \subset S \tag{10.12}$$

SVM-RFE(mRMR) 按如下方式工作。它以所有的特征为起始,然后开始迭代删除特征。在迭代的每一步,它删除基于式(10.11)中最小化标准的特征。当被删除的特征不能提升分类器性能或者获得了所需数量的特征时停止。

2. 提出的方法:带 NMIFS 的 SVM-RFE

NMIFS 是一个基于过滤的特征选择方法。由于它不依赖于分类器,因此当单独使用时它可能不会产生最佳精度。另一方面,从 SVM-RFE 选择的特征可能包含冗余。我们的目标是整合两种方法的优点。

事实上,假如用相关性和冗余度之间的差代替除法,公式(10.11)可以被写为

$$r'_i = \beta |w_i| + (1-\beta)[R'_{s,f_i} - Q'_{s,f_i}]$$
$$= \beta |w_i| + (1-\beta)\left[I(c,f_i) - \frac{1}{|S|}\sum_{f_s \in S} I(f_i, f_s)\right] \quad (10.13)$$

这里使用 R' 和 Q' 表示相关项和冗余项。

然而,在公式(10.13)中的关联项和冗余项都是不平衡的:$I(f_i,c)$ 的值的范围是[0,1],但是 $\frac{1}{|S|}\sum_{f_s \in S} I(f_i, f_s)$ 可以是一个比1大很多的值。当 $\frac{1}{|S|}\sum_{f_s \in S} I(f_i, f_s)$ 的值变得很大的时候,冗余项将会控制 $I(f_i,c) - \frac{1}{|S|}\sum_{f_s \in S} I(f_i, f_s)$ 的值,并且最终影响特征选择的结果,减低分类的准确率。

为了解决这个平衡的问题,使用归一的方法去修改相关的值,将它的范围限制到[0,1]之间,归一化定义如下:

$$\text{NI}(f_i; f_s) = \frac{I(f_i; f_s)}{\min\{H(f_i), H(f_s)\}} \quad (10.14)$$

其中,$H(f_i)$ 是变量 f_i 的熵。因为两个变量的互信息 MI 会受到每一个变量的熵的限制,有

$$0 \leq I(f_i, f_s) \leq \min\{H(f_i), H(f_s)\} \quad (10.15)$$

很明显,$\text{NI}(f_i, f_s)$ 的范围是[0,1],由于 $\text{NI}(f_i, f_s)$ 来源于 $\text{MINI}(f_i, f_s)$ 并且它归一化的范围是[0,1],所以将它称为"NMI"。

使用归一化的技术,公式可以被修改为

$$r_i = \beta |w_i| + (1-\beta)[R_{s,f_i} - Q_{s,f_i}]$$
$$= \beta |w_i| + (1-\beta)\left[I(c,f_i) - \frac{1}{|s|}\sum_{f_i \in s}\text{NI}(f_i, f_s)\right] \quad (10.16)$$

通过用公式(10.16)替代(10.13),获得了一个新的特征选择方法,将它称为 SRN 方法。本章提出的 SRN 方法与文献[150]中的方法类似,在 SRN 方法中,每一步的迭代过程可以通过公式(10.16)的准则挑选出最不重要的特征然后被淘汰,SRN 的递归过程描述如下:

(1) 初始化:排序的特征子集为 $R = [\ ]$,特征子集 $S = [1,2,\cdots,D]$,

设置公式(10.16)中的 β 的值。

(2) 重复直到所有的特征都被排序。

(3) 用特征集 S 训练线性的分类器 SVM。

(4) 计算每一个特征的权重 w_i。

(5) 对于每一个特征 $i \in S$，根据公式(10.16)计算排序分数。

(6) 选择最小的排序分数的特征。$r^* = \mathrm{argmin}\{r_i\}$。

(7) 按照如下的公式更新 R 和 S 的值

$$R = [i^*, R], \quad S = S\backslash\{i^*\} \tag{10.17}$$

(8) 输出排序后的特征列表 R。

3. 分类方法

这里我们使用了两种分类方法。一种是基于线性判别分析 LDA 的分类法，另一种是基于支持向量机 SVM 的分类法。LDA 的基本思想是找到一个线性变换矩阵，它将一个原始空间中的 D 维特征向量 x 映射到一个低维度空间的向量 y（特征空间）。LDA 应用于减少空间维度，在维度减少之后，KNN 方法通常被用于最终分类。

另一种分类方法是 SVM，我们选择高斯径向基函数（RBFs）的 SVM。RBF 核的定义如下：

$$K(X_i, X_j) = \exp\left(-\frac{\|X_i - X_j\|}{2\sigma^2}\right) \tag{10.18}$$

其中，$\sigma > 0$ 约束了核距离。

10.3 实 验 结 果

10.3.1 图像数据集

实验中的图像选自 DDSM 数据库。实验使用了一个由 804 张乳房 X 射线照片组成的图像集。图像使用 Lumisis 扫描仪进行扫描（50 $\mu m \times$ 50 μm，$2^{12} = 4\,096$ 灰度级），424 张图像使用 Howtek 扫描仪进行扫描（43.5 $\mu m \times$

43.5 μm，$2^{12} = 4096$ 灰度级）。从图像中提取了 826 个包含肿块的 ROI。其中 418 个 ROI 显示为良性，剩下的 408 个显示为恶性。其中肿块的直径为 4 mm～132 mm，平均大小为 22 mm。为了加快处理，图像降采样为像素大小为 200 μm × 200 μm，灰度级为 256。

10.3.2 分割的实验结果

按照之前的肿块分割研究，实验中水平集方法中的参数值设定为 $\lambda_1 = \lambda_2 = 1.0, \gamma_1 = \gamma_2 = 2.0, \mu = 0.01 \times 255^2, v = 1.0, \omega = 1.0$。如图 10.2 所示，带空间信息的 FCM 能够提供一个良好的初始化水平集。图 10.3 和图 10.4 中显示了更多的分割结果。三个样本的 ROI 都包含良性肿块，分割结果是基于上述的水平集分割算法。类似地，图 10.4 中显示了包含恶性肿瘤的 ROI 及它们的分割结果。从实验结果中发现上述的分割方法可以准确地分割肿块区域。此外，将算法分割的结果与医生手工分割的结果在 40 幅图像上进行了比较。

为了量化比较分割结果，这里采用了 Dice 系数 D，它是一种用来度量两个二值图像重叠度的指标，被广泛应用在分割评价中。它的值的范围从 0（不重叠）到 1（完美匹配），定义如下：

$$D = \frac{2(A \cap G)}{(A \cap G + A \cup G)} \times 100\% \qquad (10.19)$$

其中，A 是自动分割法分割的区域，G 是手工标记区域。40 幅图像的平均值为 94.6%，这表明了方法是准确的。

此外，使用 Hausdorff 距离来量化分割结果。Hausdorff 距离度量了两个数据集 $A = \{a_1, a_2, \cdots, a_m\}$（MHD）和 $B = \{b_1, b_2, \cdots, b_n\}$ 的相似性，其中 $a_i = (x_i, y_i)$，且 $b_i = (x'_i, y'_i)$。点 a_i 和集合 B 之间的距离定义为 $d(a_i, B) = \min_j \|b_j - a_i\|$。两个点集之间的 Hausdorff 距离定义为

$$d(A, B) = \max(\max_i\{d(a_i, B)\}, \max_j\{d(b_j, A)\})$$

在本章中，点集 A 和 B 分别是手工分割区域的边界点和算法分割区域的边界点。由于 Hausdorff 距离受离群点的影响较大，所以这里使用改进的 Hausdorff 距离。40 张图片中两种分割的 Hausdorff 距离的平均值和 MHD

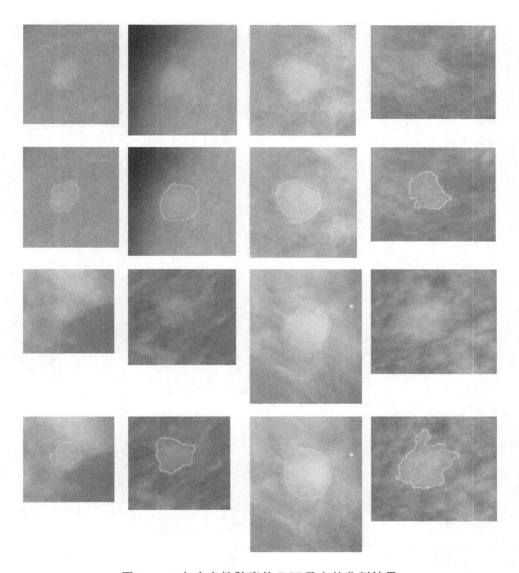

图 10.3 包含良性肿瘤的 ROI 及它的分割结果

分别是 7.8 像素(标准差是 4.2),2.3 像素(标准差是 0.9)。在数据集中,肿块的平均大小是 22 mm(相当于 110 个像素),实验结果证实提出的方法是准确可行的。

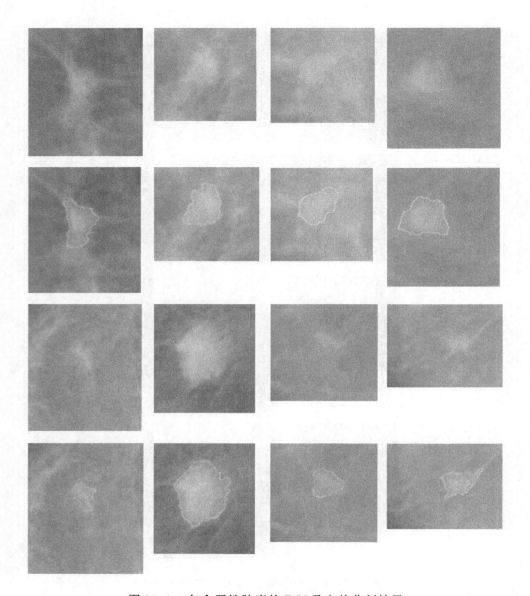

图 10.4　包含恶性肿瘤的 ROI 及它的分割结果

10.3.3 特征选择法分类的实验结果

1. 单特征评价

首先对每一个特征进行评价。通过留一法（LOO）评价每个特征的性能。因为数据集包含了超过 800 个肿块，如果使用所有的样本，SVM-RFE(mRMR) 法和我们的 SRN 法需要的时间过长，使用一半的 ROI 做特征选择。在此过程中，试图平衡 Lumisys 和 Howtek 扫描的图像数，同时也尽量平衡良性肿块和恶性肿块。实验中使用了 413 个 ROI，其中 209 个为良性，204 个为恶性，200 个来源于 Lumisys 扫描仪，剩下的 213 个来源于 Howtek 扫描仪。在留一法中，每一个肿块只有一次被用作测试样本，剩余的 412 个肿块作为训练样本。这里平均了 412 次运行的结果，记录分类准确度。这里使用的分类器为 K 最邻近值，为了简便 $K=1$。结果记录在表 10.2 中，按 KNN 对特征的排序显示在表中第 2 列的括号内。表 10.2 同时展示了 5 个不同的特征选择方法的特征排序（F-score, Relief, SVM-RFE, SVM-RFE(mRMR) 及提出的 SRN（带有 NMIFS 滤波器的 SVM-RFE）。

表 10.2 基于多种标准的 31 项特征值的排列

特征	KNN 准确率	F-score	Relief	SVM-RFE	SVM_RFE (mRMR)	SRN (SVM-RFE 和 NMIFS)
致密度(1)	0.692 4(1)	3	1	2	1	1
NDM2(2)	0.487 2(30)	15	20	9	5	24
NDM3(3)	0.528 4(17)	16	18	24	23	3
NDM4(4)	0.489 4(27)	21	22	29	8	17
FF(5)	0.670 5(2)	7	2	3	4	2
NRL 平均值(6)	0.546 1(13)	19	13	21	15	26
NRL 标准差(7)	0.532 2(15)	14	15	14	12	8
NRL 熵(8)	0.510 2(21)	22	28	18	10	21
NRL 面积比(9)	0.482 1(31)	18	31	17	25	25

续表

特征	KNN 准确率	F-score	Relief	SVM-RFE	SVM_RFE (mRMR)	SRN (SVM-RFE 和 NMIFS)
RGO 平均值(10)	0.587 6(29)	31	17	25	17	16
RGO 标准差(11)	0.517 2(18)	27	8	10	21	10
RGO 熵(12)	0.584 2(10)	6	19	5	7	7
自相关性(TF1)(13)	0.640 2(4)	4	7	1	3	4
对比度(TF2)(14)	0.492 8(25)	29	25	7	29	11
相关性(TF3)(15)	0.587 4(8)	11	10	20	19	15
cluster prominence (TF4)(16)	0.563 8(12)	17	12	30	26	30
cluster shade(TF5)(17)	0.502 8(22)	20	21	27	30	31
能量(TF6)(18)	0.492 2(26)	26	30	26	16	23
熵(TF7)(19)	0.528 9(16)	8	11	12	24	18
同质性(TF8)(20)	0.515 4(19)	24	23	15	27	28
最大可能性(TF9)(21)	0.532 8(14)	13	16	13	22	20
平方和(TF10)(22)	0.598 9(7)	2	3	11	6	6
加和平均(TF11)(23)	0.641 4(3)	1	5	23	9	5
差方和(TF12)(24)	0.587 2(9)	5	4	19	14	12
和熵(TF13)(25)	0.577 8(11)	10	6	4	2	19
方差差分(TF14)(26)	0.498 4(23)	30	27	22	18	14
差异熵(TF15)(27)	0.496 2(24)	23	26	28	31	27
信息衡量相关性 1(TF16)(28)	0.599 2(6)	12	14	6	11	9
信息衡量相关性 1(TF17)(29)	0.630 8(5)	9	9	8	20	13
逆不同归一化(TF18)(30)	1.489 2(28)	25	24	31	28	29
逆差矩归一化(TF19)(31)	0.512 5(20)	28	29	16	13	22

从表中观察的结论如下：

（1）几何特征比纹理特征更加重要。紧密型在所有 5 种准则中均排在前 5 个最重要的特征中，傅里叶特征在其中出现了 4 次。

（2）表 10.2 中显示的那些准确率低于 50% 的特征可能不适合分类问题。

（3）不同的选择标准会选取不同的特征。

(4) 没有哪个单一的特征对肿块分类非常高效，特征需要组合起来，以实现更好的性能。最好的特征（紧密型）可以达到的最高性能（准确率度为69.24%），仍然不能满足实际应用。

2. 特征选择后的分类模式

在单独评估每个特征之后，研究了将这些特征组合起来。接下来的实验是在整个 ROI($n = 826$) 数据集上进行的，使用的是根据上文提到的 5 个特征选择标准选择出的特征和没有经过特征选择的所有 31 个特征。分类器的性能根据真阳性率(TPR) 真阴性率(TNR)，和准确率来衡量的。

定义分类器的真阳性数为 TP，假阳性数为 FP，真阴性数为 TN，假阴性数为 FN，TPR 的定义如下

$$\text{TPR} = \frac{\text{TP}}{\text{TP} + \text{FN}} \tag{10.20}$$

TNR 定义如下：

$$\text{TNR} = \frac{\text{TN}}{\text{TN} + \text{FP}} \tag{10.21}$$

准确率(ACC) 定义如下：

$$\text{ACC} = \frac{\text{TP} + \text{TN}}{\text{TP} + \text{FP} + \text{TN} + \text{FN}} \tag{10.22}$$

LOO 和 10 折交叉验证程序被用来评价特征的性能。对于 10 折交叉验证，肿块的 ROI 被分成 10 个子集，每个子集（约 42 个良性肿块的 ROI 和 41 个恶性肿块的 ROI）用于测试数据集，剩下的 9 个部分（约 376 个良性肿块的 ROI 和 367 个恶性肿块的 ROI）被用于训练。在 5 次试验中，利用不同的划分执行 10 折交叉验证，记录下平均性能。对于基于包裹特征选择法，SVM-RFE，SVM-RFE(mRMR) 和 SRN，分类器中涉及的参数也要进行评估。对于提出的 SRN，还需要确定平衡参数 β 的值。SVM 中的 C 和 σ 用 5 折交叉验证法从集合 $\{2^{-5}, 2^{-4}, \cdots, 2^0, \cdots, 2^5\}$ 中获得，SRN 中的 β 值从 $\{0.2, 0.4, 0.5, 0.6, 0.8\}$ 中选取其中 5 折交叉验证性能最好的。SVM 的应用使用了 libsvm 程序库。实验发现当 β 在 $[0.4, 0.8]$ 的范围内变换时，分类的性能变化不大。

分类器的性能取决于特征选择，对于一个分类器很难找到最优的特征

集。事实上，对于相同的数据集，分类方法不同将导致不同的最优特征。这里，使用 LDA＋KNN 和 SVM 进行最终分类，SVM-RFE、SVM-RFE(mRMR)特征选择方法和提出的 SRN 法是基于 SVM 的，我们发现在特征数相同的情况下 SVM 可以获得比 LDA＋KNN 更好的性能。因此，这里基于 SVM 分类性能的确定每种特征选择方法选出的特征数量。实验中使用的特征数量为 4，6，8，⋯，30。如上所述，SVM 参数由 5 折交叉验证。图 10.5 显示了所有肿块数据集上介绍的 SRN 在不同特征数上的平均分类精度。可看出准确度开始是随特征数增长而增长的，但是在选取一定特征后精度却降低了。正如上面所提到的，当使用 KNN 分类器时一些特征不适用，这也表明它们可能降低分类器的性能。

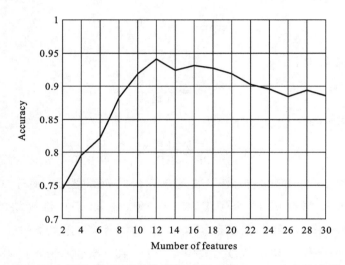

图 10.5　SNR 方法在选择不同特征数时留一法 SVM 对应的分类准确率

基于实验结果，对各种特征选择方法确定了特征数量。对于 F-score 标准，选择了 18 个特征。对 Relief 方法、SVM-RFE、SVM-RFE(mRMR)和提出的 SRN 分别选择了 22，16，16 和 12 个。表 10.3 和表 10.4 展示了不同的特征子集和分类器的性能，分别使用了 LOO 和 5 折交叉验证法。表 10.3 第 1 列中括号的序号为特征的数目。表 10.4 中也显示了分类器准确率的平均值±标准差的值。

表 10.3 不同特征集合使用留一法过程的 LDA 和 SVM 的分类性能

特征集合	LDA			SVM		
	TPR	TNR	ACC	TPR	TNR	ACC
形状特征(12)	0.82 (336/408)	0.81 (338/418)	0.82 (674/826)	0.85 (346/408)	0.87 (362/418)	0.86 (708/826)
纹理特征(19)	0.76 (311/408)	0.75 (312/418)	0.75 (623/826)	0.81 (332/408)	0.75 (314/418)	0.78 (646/826)
全部特征(31)	0.84 (343/408)	0.82 (341/418)	0.83 (684/826)	0.88 (361/408)	0.88 (367/418)	0.88 (728/826)
$FS_{\text{F-Score}}$(18)	0.85 (348/408)	0.87 (362/418)	0.86 (710/826)	0.92 (374/408)	0.90 (378/418)	0.91 (752/826)
FS_{Relief}(22)	0.86 (352/408)	0.82 (344/418)	0.84 (696/826)	0.901 (366/408)	0.89 (372/418)	0.89 (738/826)
$FS_{\text{SVM-RFE}}$(16)	0.84 (342/408)	0.86 (360/418)	0.85 (702/826)	0.93 (378/408)	0.91 (380/418)	0.92 (758/826)
$FS_{\text{SVM-RFE(MRMR)}}$(16)	0.85 (345/408)	0.86 (361/418)	0.85 (706/826)	0.93 (381/408)	0.91 (381/408)	0.92 (761/826)
FS_{SRN}(12)	0.85 (348/408)	0.88 (366/418)	0.86 (714/826)	0.96 (390/408)	0.93 (388/418)	0.94 (778/826)

表 10.4 不同特征集合使用 10 折交叉验证的 LDA 和 SVM 的分类性能

特征集合	LDA			SVM		
	TPR	TNR	ACC	TPR	TNR	ACC
形状特征(12)	0.80±0.02	0.78±0.01	0.79±0.02	0.83±0.02	0.85±0.02	0.84±0.02
纹理特征(19)	0.74±0.02	0.72±0.02	0.73±0.02	0.79±0.02	0.80±0.02	0.80±0.02
全部特征(31)	0.82±0.02	0.83±0.02	0.82±0.02	0.87±0.02	0.86±0.02	0.86±0.02
$FS_{\text{F-Score}}$(18)	0.82±0.03	0.87±0.02	0.85±0.03	0.88±0.03	0.89±0.02	0.88±0.02
FS_{Relief}(22)	0.81±0.02	0.85±0.02	0.83±0.02	0.87±0.03	0.89±0.02	0.88±0.03
$FS_{\text{SVM-RFE}}$(16)	0.84±0.01	0.87±0.032	0.86±0.02	0.90±0.02	0.91±0.01	0.90±0.01
$FS_{\text{SVM-RFE(MRMR)}}$(16)	0.85±0.02	0.88±0.01	0.87±0.01	0.91±0.02	0.92±0.01	0.91±0.02
FS_{SRN}(12)	0.85±0.02	0.91±0.01	0.88±0.02	0.92±0.01	0.93±0.01	0.93±0.01

从表中可观察到如下结果：

（1）使用高斯核的 SVM 比 LDA＋KNN 分类更加有效，这可能是由于非线性嵌入的优势。另一个原因可能是由于 LDA 的缺陷，那就是对于 LDA 降维，由于它是一个二分类问题，仅保留了一个维度的特征。

（2）对于肿块诊断问题，几何特征和纹理特征都是很有用的，对于 LOO 过程，这些融合的几何和纹理特征提高了分类性能，分别从 86％ 和 78％ 上升到了 88％。对于 10 折交叉验证，也有相似的性能的提升。

（3）特征选择对于分类来说是很有用的，因为它能提高准确率。在这 5 个特征提取的标准中，SVM-RFE 法比 F-score 和 Relief 法的性能更好，特别的是，SRN 法有更好的性能，它可以使用较少的特征取得与其他选择方法相似的性能。

本章也使用接收者操作特征曲线比较了不同特征选择方法的性能，用曲线下面积 AUC(A_z) 衡量不同特征选择方法的性能，使用了 ROCKIT 软件。10 折交叉验证方法中，对于 F-score、Relief、SVM-RFE、SVM-RFE（mRMR）和 SRN 方法，AUCs 值分别是 0.901 4、0.891 6、0.912 1、0.923 6 和 0.943 9，对于 LOO 过程后，它们的值分别为 0.931 2、0.917 3、0.932 4、0.941 3 和 0.961 5。对于 10 折交叉验证，A_z 的值是通过 10 次 ROC 曲线的平均值计算出来的。

从 AUC 值可知，SVM-RFE（mRMR）和 SRN 法展示了最好的性能。图 10.6 展示了这两个最好的方法和不使用特征选择方法的 ROC 曲线。为了判断本章提出的 SRN 方法与 SVM-RFE（mRMR）的性能差别是否有统计学上的意义，我们用 z 测试计算了 p 值。p 值为 0.011，小于 0.05，可以说明提出的 SRN 方法比 SVM-RFE（mRMR）性能好有统计学上的意义（$p <$ 0.05 被认为是有统计学意义的标准）。

这里方法用 MATLAB 实现（其中 SVM 是用 C++ 实现，使用其 MATLAB 的接口）。与其他基于 SVM 的特征选择方法类似，本章介绍的 SRN 方法的计算量比 F-score 和 Relief 大，因为基于 SVM 的特征选择方法需要训练一个线性的分类器来淘汰每个特征。在一个 Intel Core Duo CPU P8600，2.4-GHz clock，4 GB 内存的笔记本电脑上，对于 413 个 ROIs 上的留一法测试，提出的 SRN 特征选择方法花费的时间是 42 min，F-score、Relief、SVM-RFE 和 SVM-RFE（mRMR）花的时间分别为 3 s、26 s、36.5 min 和 41.2 min。

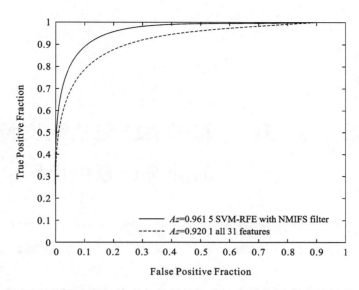

图 10.6　用提出方法选择特征后分类结果与使用全部特征分类结果的 ROC 曲线

特征选择过程可以离线执行,尽管特征选择过程的代价比较高,但是在经过特征选择之后,在线分类的过程非常高效,对于一个测试样本,它的计算时间小于 2 s。

第11章 基于 L21 范式双支持向量机的肿块良恶性识别

本章介绍一种改进的 TWSVM 特征选择的方法,在包含 466 个 ROIs(240 个良性 ROIs 和 226 个恶性的 ROIs)的 DDSM 数据集上进行了肿块的良恶性分类。在进行了特征提取的过程后,一共获得了 38 个特征:10 个几何特征和 4 个方向上(0°,90°,180°,270°)各有 7 个纹理特征。然后,用所有的特征在整个数据集上比较了不同的分类器(标准 SVM,TBSVM,NSVMOOP 和 TWSVML21)。Az 值分别为 0.874 3,0.856 6,0.918 1 和 0.940 2。本章介绍的 TWSVML21 比其他的分类器有更好的性能。为了进一步提高分类性能,在进行分类前先进行特征选择。本章介绍的联合 $l_{2,1}$ 范式的 TWSVML21 是基于特征排序策略的,它选出了前 14 个特征。介绍了一种迭代算法去解决二次规划问题,这个方法避免了解决整数规划问题。比较了 TWSVML21 与其他三种特种选择方法:mRMR,fisher score 和 FSNM,采用的是 NSVMOOP 分类器。提出的方法比起其他三种特征选择方法表现出了更好的性能,当选择的特征是 14 时达到了 $Az = 0.949\ 3$。

11.1 引 言

在本章中,我们继续关注肿块的良恶性分类问题。

分类器方法已经被广泛使用在乳腺癌的检测与诊断中。众所周知,SVM 对于模式识别问题是一个很有用的工具,并且已经成功地应用在很多不同的领域,例如,人脸检测、文本分类和生物信息学。SVM 分类器创建了一个最大间距的超平面[157]。

在过去的几年中,非平行的超平面分类器已经发展了起来,并且吸引了很多研究者的注意。代表性的分类器包括广义的特征值近似支持向量机(GEPSVM)[158]和双支持向量机(TWSVM)[159,160]。TWSVM 分类器寻找两个非平行的超平面,每一个超平面都靠近一类并且与另一类的距离最少为 $1^{[160]}$,需要解决两个更小的二次规划问题(QPPs),而在标准的 SVM 中,只需要解决一个比较大的 QPP。一个改进的 TWSVM,称为 TBSVM,在文献[161]中有介绍。TBSVM 为了最大化间距,给优化问题增加了一个正则项来最小化结构风险。为了将先验知识嵌入到没有标签的数据中,Xu 等[162]提出了一个 v-TWSVM,它使用了两个 Hinge 损失函数。

研究基于 TWSVM 的特征选择方法是很有趣的。SVM 只提供一个权重与单个分类超平面相对应,而 TWSVM 提供了两个权重向量与两个拟合超平面相对应,导致了对于特征选择问题的一些困难。在文献[163]中,TWSVM 的两个权重被融合成了一个,然后利用这一个权重进行了特征排序。Guo 等[164]使用了联合一范式的 TWSVM 进行特征选择,因此只有在权重向量中的非零元素会被挑选出来作为选中的特征。Bai 等[165]通过解决一个多目标的混合整型规划问题引入了一个优化矩阵来联合两个权重。但是求解这个矩阵是很困难和复杂的。为了克服这个问题,本章我们介绍一个新的特征选择方法联合 $l_{2,1}$ 范数来避免解决整数规划问题。

最近,稀疏正则项在降维中被广泛的研究并且也与分类器进行了联合,例如 l_1-SVM[160]。l_1-SVM 使用了 l_1 范数的正则项,因此特征选择可以获取一个稀疏的结果。由于 l_1-SVM 仍然有一些缺点,Nie 等[166]提出了一个有效的鲁棒的方法联合 $l_{2,1}$ 范数。基于损失函数的 l_2 范数对离群点很敏感,而基于正则项的 $l_{2,1}$ 范数是在所有的数据点上进行特征选择。

本章介绍一个非平行的双支持向量机联合 $l_{2,1}$ 范数(TWSVML21)进行特征选择。分类器(TWSVML21)仍然寻找两个非平行的超平面,但是两个非平行的超平面是同时获取的。为了获取更加准确和有效的分类器,我们训练分类器联合 $l_{2,1}$ 范数并且最小化正则项。使用一个迭代方法来求解优化目标函数,并应用到了乳腺图像中的肿块良恶性分类问题。

11.2 研究背景

这个部分将对最近的相关技术做一个简单的介绍,其中包括:标准的支持向量机(SVM,已在第 7 章中介绍),Twin 支持向量机(TWSVM)和改进的 Twin 支持向量机(TBSVM)。

11.2.1 TWSVM 和 TBSVM

假设一个二分类问题有如下所示的训练集

$$T = \{(x_1, +1), \cdots, (x_p, +1), (x_{p+1}, -1), \cdots, (x_{p+q}, -1)\} \quad (11.1)$$

其中,$x_i \in R^n, i = 1, \cdots, p+q$,并且 $A = (x_1, \cdots, x_p)^T \in R^{p \times n}$,$B = (x_{p+1}, \cdots, x_{p+q})^T \in R^{q \times n}$,$l = p + q$。与标准 SVM 不同的是,TWSVM 寻找一对非平行的超平面:

$$(w_+ \cdot x) + b_+ = 0 \text{ 和 } (w_- \cdot x) + b_- = 0 \quad (11.2)$$

其中,$w_+, w_- \in R^n, b_+, b_- \in R$。每一个超平面都是靠近一类数据并且远离另一类数据。TWSVM 的最优问题可用如下的公式表达:

$$\min_{w_+, b_+, \xi_-} \frac{1}{2}(Aw_+ + e_+ b_+)^T (Aw_+ + e_+ b_+) + c_1 e_-^T \xi_-$$
$$\text{s.t.} \quad -(Bw_+ + e_- b_+) + \xi_- \geqslant e_-, \quad \xi_- \geqslant 0 \quad (11.3)$$

和

$$\min_{w_-, b_-, \xi_+} \frac{1}{2}(Bw_- + e_- b_-)^T (Bw_- + e_- b_-) + c_- e_+^T \xi_+$$
$$\text{s.t.} \quad (Aw_- + e_+ b_-) + \xi_+ \geqslant e_+, \quad \xi_+ \geqslant 0 \quad (11.4)$$

其中,c_1, c_2 都是惩罚参数,e_+ 和 e_- 都是单位向量,ξ_+ 和 ξ_- 都是松弛变量。

文献[167]提出一种改进的 TWSVM,被称为 TBSVM,其中的结构风险是一个线性的分类问题,他们定义如下的问题:

$$\min_{w_+, b_+, \xi_-} \frac{1}{2} c_3 (\|w_+^2\| + b_+^2) + \frac{1}{2}(Aw_+ + e_+ b_+)^T (Aw_+ + e_+ b_+) + c_1 e_-^T \xi_-$$
$$\text{s.t.} \quad -(Bw_+ + e_- b_+) + \xi_- \geqslant e_-, \quad \xi_- \geqslant 0$$
$$(11.5)$$

和

$$\min_{w_-,b_-,\xi_+} \frac{1}{2}c_4(\|w_-^2\|+b_-^2) + \frac{1}{2}(Bw_-+e_-b_-)^{\mathrm{T}}(Bw_-+e_-b_-) + c_2 e_+^{\mathrm{T}}\xi_+$$
$$\text{s.t.} \quad (Aw_-+e_+b_-)+\xi_+ \geqslant e_+, \quad \xi_+ \geqslant 0 \tag{11.6}$$

其中,$c_i, i=1,2,3,4$ 都是惩罚参数,e_+, e_- 都是单位向量。

11.2.3 NSVMOOP

另外一种改进的非平行 SVM 在文献[168]中被提出。这个方法的主要思想是将两个 QPPs 结合成一个单独的 QPP 来解决问题,因此需要将权重向量 w_+ 和 w_- 进行正交处理。问题如下:

$$\begin{aligned}
\min_{w_\pm,b_\pm,\eta_\pm,\xi_\pm} \quad & \frac{1}{2}(\|w_+\|^2+\|w_-\|^2) \\
& + c_1(\eta_+^{\mathrm{T}}\eta_+ + \eta_-^{\mathrm{T}}\eta_- + e_-^{\mathrm{T}}\xi_- + e_+^{\mathrm{T}}\xi_+) + c_2(w_+ \cdot w_-) \\
\text{s.t.} \quad & Aw_+ + e_+ b_+ = \eta_+ \\
& Bw_- + e_- b_- = \eta_- \\
& -(Bw_+ + e_- b_+) + \xi_- \geqslant e_-, \quad \xi_- \geqslant 0 \\
& (Aw_- + e_+ b_-) + \xi_+ \geqslant e_+, \quad \xi_+ \geqslant 0
\end{aligned} \tag{11.7}$$

其中,c_1, c_2 都是归一化的参数,他们能决定惩罚的权重。

11.3 提出的 TWSVML21

11.3.1 线性的 TWSVML21

在这个部分,介绍了一个联合 $l_{2,1}$ 范式的非平行的 TWBSVM,称为 TWSVML21,它最小化了正则项。与 TWSVM 类似,TWSVML21 仍然寻找两个非平行的超平面,$(w_+ \cdot x)+b_+=0, (w_- \cdot x)+b_-=0$,每一个平面都是接近一类数据并且远离另一类数据。然而,与 TBSVM 不同的是,TBSVM 需要解决两个 QPPs 去获得两个非平行的分类面,TWSVML21 仅解决一个 QPP 然后同时获取分类面,这个工作在文献[168]中有介绍。

接下来,将介绍 $l_{2,1}$ 范式联合 TWSVML21 最小化正则项的具体方法。$l_{2,1}$ 范式基于正则项离散的在 $|w_+,w_-|$ 中选择参数。特征选择的过程是基于特征排序准则。

如果加入 $l_{2,1}$ 范式,(11.3)和(11.4)将没有意义,所以,很自然的想法就是将两个 QPPs 结合成一个 QPP,就像文献[168]提到的那样。因此,提出的 TWSVML21 描述的问题如下所示:

$$\min_{w_\pm, b_\pm, \eta_\pm, \xi_\pm} \frac{1}{2}(\|w_+\|^2 + \|w_-\|^2) + c_1(\eta_+^T \eta_+ + \eta_-^T \eta_- + e_-^T \xi_- + e_+^T \xi_+)$$
$$+ c_2(w_+ \cdot w_-) + c_3 \|w_+, w_-\|_{2,1}$$
$$\text{s.t.} \quad Aw_+ + e_+ b_+ = \eta_+$$
$$Bw_- + e_- b_- = \eta_-$$
$$-(Bw_+ + e_- b_+) + \xi_- \geq e_-, \quad \xi_- \geq 0$$
$$(Aw_- + e_+ b_-) + \xi_+ \geq e_+, \quad \xi_+ \geq 0$$

(11.8)

其中,c_1, c_2, c_3 都是决定惩罚权重的参数。

上述的目标函数(11.8)由四个部分组成。第一部分是正则项,相当于 SVM 中的超平面的最小间隔。第二部分是经验误差,它包含两种误差,一种是两个平面到对应数据点的最小二乘距离的误差和,使得超平面接近对应的数据点。另一种是松弛变量的和,它约束了一个平面到另一个平面对应的数据点的距离至少为 1。第三部分是 w_+ 和 w_- 的内积,使得两个平面分开。最后也最重要的部分是 $|w_+,w_-|$ 的 $l_{2,1}$ 范式,它使我们可以不需要解决整数规划的问题就能做特征选择。一个矩阵的 $l_{2,1}$ 范数的定义如下[166]:

$$\|M\|_{2,1} = \sum_{i=1}^{n} \sqrt{\sum_{j=1}^{m} m_{i,j}^2} \quad (11.9)$$

其中,i 是矩阵的行,j 是矩阵的列。它能够使得整行变成 0 从而达到特征选择的效果[165,166]。

上述问题的拉格朗日(Lagrangian)形式如下

$$L(w_\pm, b_\pm, \eta_\pm, \xi_\pm, a_1, a_2, a_3, a_4, a_5, a_6)$$
$$= \frac{1}{2}(\|w_+\|^2 + \|w_-\|^2)$$
$$+ c_1(\eta_+^T \eta_+ + \eta_-^T \eta_- + e_-^T \xi_- + e_+^T \xi_+)$$
$$+ c_2(w_+ \cdot w_-) + c_3 \|w_+, w_-\|_{2,1} \tag{11.10}$$
$$+ a_1^T(Aw_+ + e_+ b_+ - \eta_+) + a_2^T(Bw_- + e_- b_- - \eta_-)$$
$$+ a_3^T(Bw_+ + e_- b_+ - \xi_+ + e_-) - a_4^T \xi_-$$
$$- a_5^T(Aw_- + e_+ b_- + \xi_+ - e_+) - a_6^T \xi_+$$

其中,$a_1 = (a_{11}, \cdots, a_{1p})^T$, $a_2 = (a_{21}, \cdots, a_{2q})^T$, $a_3 = (a_{31}, \cdots, a_{3q})^T$, $a_4 = (a_{41}, \cdots, a_{4q})^T$, $a_5 = (a_{51}, \cdots, a_{5p})^T$, $a_6 = (a_{61}, \cdots, a_{6p})^T$ 都是拉格朗日乘数向量。$w_\pm, b_\pm, \eta_\pm, \xi_\pm, a_1, a_2, a_3, a_4, a_5, a_6$ 的 KKT 形式如下所示:

$$\nabla_{w_+} L = w_+ + c_2 w_- + c_3 \frac{\partial \|w_+, w_-\|_{2,1}}{\partial w_+} + A^T \alpha_1 + B^T \alpha_3 = 0 \tag{11.11}$$

$$\nabla_{w_-} L = w_- + c_2 w_+ + c_3 \frac{\partial \|w_+, w_-\|_{2,1}}{\partial w_-} + B^T \alpha_2 - A^T \alpha_5 = 0 \tag{11.12}$$

$$\nabla_{b_+} L = e_+^T \alpha_1 + e_-^T \alpha_3 = 0 \tag{11.13}$$

$$\nabla_{b_-} L = e_-^T \alpha_2 - e_+^T \alpha_5 = 0 \tag{11.14}$$

$$\nabla_{\eta_+} L = 2c_1 \eta_+ - \alpha_1 = 0 \tag{11.15}$$

$$\nabla_{\eta_-} L = 2c_1 \eta_- - \alpha_2 = 0 \tag{11.16}$$

$$\nabla_{\xi_+} L = c_1 e_+ - \alpha_5 - \alpha_6 = 0 \tag{11.17}$$

$$\nabla_{\xi_-} L = c_1 e_- - \alpha_3 - \alpha_4 = 0 \tag{11.18}$$

$$Aw_+ + e_+ b_+ = \eta_+ \tag{11.19}$$

$$Bw_- + e_- b_- = \eta_- \tag{11.20}$$

$$-(Bw_+ + e_- b_+) + \xi_- \geqslant e_-, \quad \xi_- \geqslant 0 \tag{11.21}$$

$$\alpha_3^T(Bw_+ + e_- b_+ - \xi_- + e_-) = 0, \quad \alpha_4^T \xi_- = 0 \tag{11.22}$$

$$(Aw_- + e_+ b_-) + \xi_+ \geqslant e_+, \quad \xi_+ \geqslant 0 \tag{11.23}$$

$$\alpha_5^T(Aw_- + e_+ b_- + \xi_+ - e_+) = 0, \quad \alpha_6^T \xi_+ = 0 \tag{11.24}$$

$$\alpha_3, \alpha_4, \alpha_5, \alpha_6 \geqslant 0 \tag{11.25}$$

其中,$e_+ = (1, \cdots, 1)^T \in R^p$ 和 $e_- = (1, \cdots, 1)^T \in R^q$。并且 $\frac{\partial \|w_+, w_-\|_{2,1}}{\partial w_+}$ 是

$\|w_+, w_-\|_{2,1}$ 相对于 w_+ 的导数,$\dfrac{\partial \|w_+, w_-\|_{2,1}}{\partial w_-}$ 是 $\|w_+, w_-\|_{2,1}$ 相对于 w_- 的导数。

根据公式(11.9)我们可以得到 $\|w_+, w_-\|_{2,1}$ 表述如下:

$$\begin{pmatrix} \dfrac{1}{\sqrt{w_{+1}^2+w_{-1}^2}} & & & \cdots \\ & \dfrac{1}{\sqrt{w_{+2}^2+w_{-2}^2}} & & \\ & & \cdots & \\ \cdots & & & \dfrac{1}{\sqrt{w_{+n}^2+w_{-n}^2}} \end{pmatrix} \quad (11.26)$$

其中,n 是特征的维数。

然后可以得到 $\|w_+, w_-\|_{2,1}$ 相对于 w_+ 的导数

$$\begin{pmatrix} \dfrac{w_{+1}}{\sqrt{w_{+1}^2+w_{-1}^2}} & & & \cdots \\ & \dfrac{w_{+2}}{\sqrt{w_{+2}^2+w_{-2}^2}} & & \\ & & \cdots & \\ \cdots & & & \dfrac{w_{+n}}{\sqrt{w_{+n}^2+w_{-n}^2}} \end{pmatrix} \quad (11.27)$$

$\|w_+, w_-\|_{2,1}$ 相对于 w_- 的导数与上式类似。

为了简化(11.27)的书写,引进对角矩阵 D,它的第 i 个对角元素为

$$d_{ii} = \dfrac{1}{\sqrt{w_{+i}^2+w_{-i}^2}} \quad (11.28)$$

从公式(11.11)和(11.12),(11.17)和(11.18)中,可以得到

$$w_+ + c_3 D w_+ + A^T \alpha_1 + B^T \alpha_3 + c_2 w_- = 0 \quad (11.29)$$

$$w_- + c_3 D w_- + B^T \alpha_2 - A^T \alpha_5 + c_2 w_+ = 0 \quad (11.30)$$

矩阵 D 是由向量 w_+ 和 w_- 决定的,但是 w_+ 和 w_- 并不能直接获得。因此,这里使用一种迭代算法去获取导数矩阵 D,详细的算法说明见 11.3.3 小节。

由于 $a_4 \geqslant 0, a_6 \geqslant 0$,从公式(11.17)和(11.18),可以知道

$$0 \leqslant \alpha_5 \leqslant c_1 e_+ \quad (11.31)$$

$$0 \leqslant \alpha_3 \leqslant c_1 e_- \quad (11.32)$$

为了简化书写,引进一个新的对角矩阵 D_1,
$$D_1 = I + c_3 D \tag{11.33}$$
其中,I 是一个单位矩阵。结合公式(11.29),(11.30)和(11.33),可以得到 w_+, w_-(假设矩阵 D 是一个定值),然后从公式(11.15)和(11.16)中,可以得到 η_+, η_-。

$$w_+ = (D_1^T D_1 - c_2^2 I)^{-1} \cdot (c_2 B^T a_2 - c_2 A^T a_5 - D_1 A^T a_1 - D_1 B^T a_3) \tag{11.34}$$

$$w_- = (D_1^T D_1 - c_2^2 I)^{-1} \cdot (c_2 A^T a_1 + c_2 B^T a_3 - D_1 B^T a_2 + D_1 A^T a_5) \tag{11.35}$$

$$\eta_+ = \frac{\alpha_1}{2c_1} \tag{11.36}$$

$$\eta_- = \frac{\alpha_2}{2c_1} \tag{11.37}$$

然后将(11.34)—(11.37)带入拉格朗日方程中,使用已知条件(11.13)—(11.25),会获得最终的问题:

$$\begin{aligned} \min_{\pi} \quad & \frac{1}{2}\pi^T \Lambda \pi + k^T \pi + \frac{1}{2} c_2 \text{trace}(D^{-1}) \\ \text{s.t.} \quad & E_1^T \pi = 0 \\ & E_2^T \pi = 0 \\ & C_1 \leqslant \pi \leqslant C_2 \end{aligned} \tag{11.38}$$

其中

$$\pi = (\alpha_1^T, \alpha_2^T, \alpha_3^T, \alpha_5^T)^T \tag{11.39}$$

$$k = (0, 0, -e_-^T, -e_+^T) \tag{11.40}$$

$$E_1 = (e_+^T, 0, e_-^T, 0)^T \tag{11.41}$$

$$E_2 = (0, e_-^T, 0, -e_+^T)^T \tag{11.42}$$

$$C_1 = (-\infty e_+^T, -\infty e_-^T, 0, 0^T) \tag{11.43}$$

$$C_2 = (+\infty e_+^T, +\infty e_-^T, c_1 e_-^T, c_1 e_+^T)^T \tag{11.44}$$

$$\Lambda = \begin{pmatrix} \Lambda_1 & \Lambda_2 \\ \Lambda_3 & \Lambda_4 \end{pmatrix} \tag{11.45}$$

为了进一步简写,引进一个新的对角矩阵 $D_2 = (D_1^T D_1 - c_2^2 I)^{-1}$,因此

$$\Lambda_1 = \begin{pmatrix} AD_1^T D_2^T D_2 D_1 A^T + c_2^2 AD_2^T D_2 A^T & -c_2 AD_1^T D_2^T D_2 B^T - c_2 AD_2^T D_2 D_1 B^T \\ -2c_2^2 AD_1^T D_2^T D_2 A^T + \dfrac{1}{2c_1} I & +2c_2^2 AD_1^T D_2^T D_2 D_1 B^T \\ \\ -c_2 BD_2^T D_2 D_1 A^T - c_2 BD_1^T D_2^T D_2 A^T & BD_1^T D_2^T D_2 D_1 B^T + c_2^2 BD_2^T D_2 B^T \\ +2c_2^3 BD_2^T D_2 A^T & -2c_2^2 BD_2^T D_2 D_1 B^T + \dfrac{1}{2c_1} I \end{pmatrix}$$

(11.46)

$$\Lambda_2 = \begin{pmatrix} AD_1^T D_2^T D_2 D_1 B^T + c_2^2 AD_2^T D_2 B^T & c_2 AD_1^T D_2^T D_2 A^T + c_2 AD_2^T D_2 D_1 A^T \\ -2c_2^2 AD_1^T D_2^T D_2 B^T & -2c_2^2 AD_1^T D_2^T D_2 D_1 A^T \\ \\ -c_2 BD_2^T D_2 D_1 B^T - c_2 BD_1^T D_2^T D_2 B^T & -BD_1^T D_2^T D_2 D_1 A^T - c_2^2 BD_2^T D_2 A^T \\ +2c_2^3 BD_2^T D_2 B^T & +2c_2^2 BD_2^T D_2 D_1 A^T \end{pmatrix}$$

(11.47)

$$\Lambda_3 = \begin{pmatrix} BD_1^T D_2^T D_2 D_1 A^T + c_2^2 BD_2^T D_2 A^T & -c_2 BD_1^T D_2^T D_2 B^T - c_2 BD_2^T D_2 D_1 B^T \\ -2c_2^2 BD_1^T D_2^T D_2 A^T & +2c_2^2 BD_1^T D_2^T D_2 D_1 B^T \\ \\ c_2 AD_2^T D_2 D_1 A^T + c_2 AD_1^T D_2^T D_2 A^T & -AD_1^T D_2^T D_2 D_1 B^T - c_2^2 AD_2^T D_2 B^T \\ -2c_2^3 AD_2^T D_2 A^T & +2c_2^2 AD_2^T D_2 D_1 B^T \end{pmatrix}$$

(11.48)

$$\Lambda_4 = \begin{pmatrix} BD_1^T D_2^T D_2 D_1 B^T + c_2^2 BD_2^T D_2 B^T & c_2 BD_1^T D_2^T D_2 A^T + c_2 BD_2^T D_2 D_1 A^T \\ -2c_2^2 BD_1^T D_2^T D_2 B^T & -2c_2^2 BD_1^T D_2^T D_2 D_1 A^T \\ \\ c_2 AD_2^T D_2 D_1 B^T + c_2 AD_1^T D_2^T D_2 B^T & AD_1^T D_2^T D_2 D_1 A^T + c_2^2 AD_2^T D_2 A^T \\ -2c_2^3 AD_2^T D_2 B^T & -2c_2^2 AD_2^T D_2 D_1 A^T \end{pmatrix}$$

(11.49)

在得到了公式(11.38)的解之后，可以得到从 KKT 条件中获取 w_+^*，w_-^*，b_+^*，b_-^* 的值。一个新的数据点 $x \in R^n$ 属于正类还是负类取决于它距离哪一个平面比较近。决策函数的定义如下所示：

$$\text{Class} = \underset{k=+,-}{\operatorname{argmin}} \mid (w_k \cdot x) + b_k \mid \qquad (11.50)$$

11.3.2 非线性的 TWSVML21

这个部分,我们将线性情况扩展到非线性情况。与标准的 SVM 类似的是,内积仅仅出现在矩阵 Λ 中,因此核函数可以直接被运用在非线性的情况下,所以,非线性的问题是

$$\begin{aligned}\min_{\pi} \quad & \frac{1}{2}\pi^{\mathrm{T}}\widetilde{\Lambda}\pi + k^{\mathrm{T}}\pi + \frac{1}{2}c_2 \operatorname{trace}(D^{-1}) \\ \text{s. t.} \quad & E_1^{\mathrm{T}}\pi = 0 \\ & E_2^{\mathrm{T}}\pi = 0 \\ & C_1 \leqslant \pi \leqslant C_2\end{aligned} \qquad (11.51)$$

参数 $\pi, k, E_1, E_2, C_1, C_2$ 与公式(11.39)—(11.44)相同,其中 $\widetilde{\Lambda}$ 不同,在非线性的情况下,用 $k(A, A^{\mathrm{T}}), k(A, B^{\mathrm{T}}), k(B, A^{\mathrm{T}}), k(B, B^{\mathrm{T}})$ 代替原式 Λ 中的 $AA^{\mathrm{T}}, AB^{\mathrm{T}}, BA^{\mathrm{T}}, BB^{\mathrm{T}}$。由于 $D_1, D_1^{\mathrm{T}}, D_2, D_2^{\mathrm{T}}$ 都是对角矩阵,核函数依然可以直接用于解决非线性的情况。如果方程(11.51)被解出,一个新的数据点 $x \in R^n$ 属于正类还是负类取决于它距离哪一个平面比较近。

11.3.3 实现部分

现在讨论 TWSVML21 的实现方法,它的实现方法可以被分成两个部分:第一个部分是求解 $\| w_+, w_- \|_{2,1}$ 相对于 w_+ 的导数和 $\| w_+, w_- \|_{2,1}$ 相对于 w_- 的导数,第二部分是 QPP 问题的求解。

第一个问题的关键步骤是得到对角矩阵 D。D 取决于 w_+, w_-,而 w_+, w_- 是未知的。在本章中,我们利用迭代算法并对此作出适当调整去获取对角矩阵 D。算法的描述如下。在每一次的迭代中,用当前的对角矩阵 D 计算 w_+, w_-,然后利用当前的 w_+, w_- 更新对角矩阵的值,迭代过程一直重复直到收敛。

算法:一种有效的获取对角矩阵 D 的迭代算法。

数据:初始化对角矩阵 D。

重复:通过固定对角矩阵 D 的值,计算 $\min_{\pi} \frac{1}{2}\pi^{\mathrm{T}}\Lambda\pi + \frac{1}{2}c_2 \operatorname{trace}(D^{-1})$ 去

获得参数 w_+, w_-。

根据新的 w_+, w_- 的值更新对角矩阵 D，其中 $i\text{-}th$ 对角元素为 $\dfrac{1}{\sqrt{w_{+i}^2 + w_{-i}^2}}$，直到收敛。

这个算法通常会在少于 10 次的迭代内收敛。当解决了第一个问题，就要开始第二个问题 QPP 的求解了。这个问题可以用 SMO 求解[168,169]或者一般规划求解，例如，MATLAB 中的 quadprog 函数或者 mosek[170]。

11.4 在肿块良恶性分类中的应用

11.4.1 数据集

实验是在 DDSM 数据集上进行的。DDSM 数据集是公开的数据集中最大的数据集，它一共包含 2 620 个案例，每一个案例中在乳房的正视图和侧视图方向各有两张图片，所以一共有 10 480 张图片。DDSM 包括 43 卷和三个不同数字扫描仪（Lumisys、Howtek 和 DBA）。这里我们专注于使用 Lumisys 扫描仪数字化乳腺钼靶检查。原始图片每一个像素有 50 μm，12-bits(1 024 个灰度级)。为了提高处理过程的速度，我们将它降采样到每一个像素大小为 200 $\mu m \times$ 200 μm 和 256 个灰度级。

将数据集分成两个部分：训练集和测试集。每一个数据集中都有正常的图片和包含良性肿块或者恶性肿块的图片。一共有 466 个感兴趣区域（ROI）(240 个良性肿块和 226 个恶性肿块)，它们是从原始图像中裁切 256×256 像素块得到的。使用 10 折交叉验证的过程去衡量方法的好坏。这 466 个 ROIs 被分成了 10 个子集，一个子集被用作测试集，其中包括 24 个良性的 ROIs 和 23 个恶性的 ROIs，剩下的 9 个子集包括 216 个良性的 ROIs 和 203 个恶性的 ROIs 被用作训练集。每一个部分分别进行 5 次 10 折交叉验证，然后取平均值作为最终的结果。实验部分有具体的数据。图 11.1 展示了从最初的图片中裁切的 256×256 的小块。

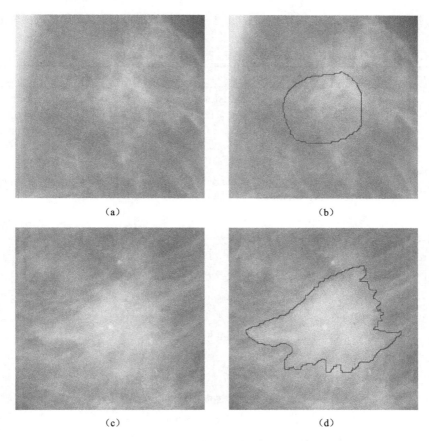

图 11.1 裁切的包含良性和恶性肿块的 ROIs
(a) 良性肿块，(b) 有标注的良性肿块，(c) 恶性肿块，(d) 有标注的恶性肿块

11.4.2 特征选择

特征选择是模式识别的重要部分，因为特征是模式分类中的唯一依据。好的特征应该是容易识别的、可靠的和独立的。从可疑区域中提取特征是识别可疑区域的基础，也是一个识别系统的重要组成部分。我们利用了很多的特征，包括纹理特征和几何特征。

基于边缘的几何特征：一个分割出来的可疑区域可以用面积或者边界来表

示。基于 DDSM 数据集中医生标注出来的病变区域的边界,从中提取了几何特征,这部分详细的工作见第 7 章。表 11.1 列出了本章中使用的所有几何特征。

表 11.1 纹理特征,基于边界的几何特征

索引	特征	备注
TF1-4	能量(energy)	GLCM 矩阵 W 是一个 $G \times G$ 矩阵,1-4 是 4 个方向 $0°,45°,90°,135°$
TF5-8	熵(entropy)	
TF9-12	相关度(correlation)	
TF13-16	逆差矩(inverse difference moment)	μ 和 σ 分别是 GLCM 的一行(或列,由于它是对称的)的平均值和标准差
TF17-20	对比度(contrast)	
TF21-24	cluster shade	
TF25-28	方差(variance)	
GF1	致密性(compactness)	用公式 $C = \dfrac{4\pi a}{P^2}$ 计算
GF2	矩特征(moment features)	以轮廓上像素与中心点的距离作为轮廓的一维表达计算矩特征
GF3	NDM2	归一化距离表示的矩
GF4	NDM3	
GF5	NDM4	
GF6	傅里叶特征(fourier feature)	将边界像素坐标作为复数计算傅里叶特征
GF7	NRL 平均值	归一化径向长度统计量
GF8	NRL 标准差	
GF9	NRL 熵	
GF10	NRL 面积比	

纹理特征:一个可疑区域的额纹理信息已经被广泛的应用于肿块的分类。根据灰度共生矩阵(GLCM)提取的纹理特征。

我们构建了 4 个灰度共生矩阵然后在 4 个方向 $0°,45°,90°$ 和 $135°$ 上对肿块区域逐像素进行扫描。使用 $d=1$ 作为距离。4 个方向上每个方向有 7 个特征,所以一共有 28 个纹理特征。用到的纹理特征包括:能量(TF1-4),熵(TF5-8),相关度(TF9-12),逆差矩(TF13-16),对比度(TF17-20),cluster shade(TF21-24),和方差(TF25-28)。特征介绍见第 7 章。

11.5 实验结果

为了衡量 TWSVML21 的效果,在 DDSM 数据集上做了实验,进行了肿块的良恶性分类。然后用其他的一些分类器与 TWSVML21 做比较,其中包括:标准的 SVM,TWSVM 和 TBSVM。

11.5.1 分类器的比较

首先,在 DDSM 肿块的良恶性分类上比较了分类器的效果,在这个部分使用了所有的特征。仍然使用 10 折交叉验证法来衡量分类器的效果。数据集被分成 10 个子集,其中 9 个用作训练集,剩下的一个作为测试集。在需要比较的分类器标准 SVM,TBSVM,NSVMOOP 和 TWSVML21 中,它们的参数也是需要评估的。对于本章使用的所有算法,都采用网格搜索策略从 $\{2^{-8}, 2^{-7}, \cdots, 2^7, 2^8\}$ 中挑选结果最好的参数。对于标准的 SVM,参数 C 和 σ 根据训练集上的 5 折交叉验证法获得,并且使用的是 MATLAB 软件中 LIBSVM 工具箱。同样的,TBSVM 中的惩罚参数 c_1, c_2, c_3, c_4,TWSVMOOP 中的正则项参数 c_1, c_2,和 TWSVML21 中的正则项参数 c_1, c_2, c_3 都是从 $\{2^{-8}, 2^{-7}, \cdots, 2^7, 2^8\}$ 中根据 5 折交叉验证法挑选出来的。核函数的选择也是非常重要的,这里使用了 RBF 核。并且接下来的所有实验都是基于非线性的 RBF 核,它的定义如下所示:

$$K(X_i, X_j) = \exp\left(-\frac{\|X_i - X_j\|}{2\sigma^2}\right) \quad (11.52)$$

其中,$\sigma > 0$ 约束了核距离,这里参数 σ 是从 $\{0.1, 0.2, \cdots, 0.9\}$ 中挑选的。

TP,TN,FP 和 FN 分别代表真阳性,真阴性,假阳性和假阴性,用下面的三个指标来衡量分类器的性能。

$$\text{accuracy} = (TP + TN)/(TP + TN + FP + FN) \quad (11.53)$$

$$\text{sensitivity} = TP/(TP + FN) \quad (11.54)$$

$$\text{specificity} = TN/(TN + FP) \quad (11.55)$$

表 11.2 列出了不同的分类器的肿块分类的准确率。从表中可以看出,提出的方法比其他的分类器有更好的分类性能,它加入了 $l_{2,1}$ 范式,可以为分类器选出很好的特征。

表 11.2 在 DDSM 上不同方法的实验数据

方法	准确率/%	敏感度/%	特异性/%
standard SVM	84.6	81.48	87.72
TBSVM	83.5	80.16	86.84
NSVMOOP	86.35	85.34	87.36
TWSVML21	88.66	88.06	89.26

同时用 ROC 曲线来衡量了不同分类器的性能，Az 被用来作为衡量的标准。图 11.2 展示了在没有做特征选择的情况下不同分类器的分类效果。

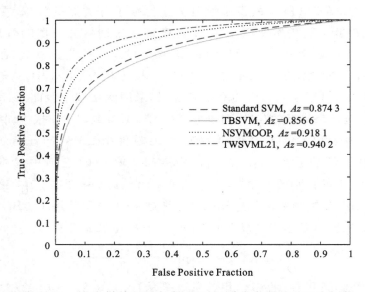

图 11.2 没有做特征选择情况下不同分类器的 ROC 曲线

11.5.2 特征选择

根据上面的特征提取部分的描述，分别在 4 个方向（0°，90°，180°，270°）上有 7 个纹理特征和 10 个几何特征。因此一共有 38 个特征，为了提高分类器的性能，需要删除不相关的特征，留下相关的特征。本章介绍的 TWSVML21 方法可以通过使部分特征相关的权重 w_+ 和 w_- 变为 0（或者非

常小),由于它稀疏的特性,可用来选择相关的特征。通过 $|w_{+i}|+|w_{-i}|$ 将 TWSVML21 的权重融合成一个权重,然后根据融合后的权重进行排序来选择特征。在这个方法中使用的是线性核。本章将 TWSVML21 与下面的列出的方法进行了比较。

(1) 所有的特征:使用上文介绍的所有特征,作为实验的标准。

(2) mRMR:它通过最小化特征之间的冗余度和最大化特征间的相关度的标准来选择特征,这就使得选出的特征之间有最小的冗余性但是有最大的相关性。

(3) fisher score:它是一种经典的方法,使用判别方法来实现特征选择方法。

(4) feature selection via joint $l_{2,1}$-norms minimization,FSNM):它通过 $l_{2,1}$ 范式最小化正则项来选择特征。

基于特征选择,我们训练了不同的分类器。这里使用 NSVMOOP 作为分类器,因为我们的方法添加了 $l_{2,1}$ 范式来实现特征选择,与 NSVMOOP 有着密切的关系。准确率(ACC)被用来作为评价的标准。实验是在整个数据集上进行的,使用了上文所述的特征选择的方法。为了决定选择的特征的数量,图 11.3 记录了 TWSVML21 逐一增加特征数后的分类的准确率。一旦准

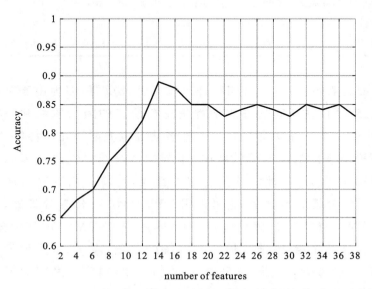

图 11.3 通过逐一减少特征数,TWSVML21 在 DDSM 数据集上的分类准确率

确率降低到 50% 以下，逐一减少的过程将会停止。从图中可以看出，当选择特征数为 14 个时，实验有最高的准确率，并且表 11.3 列出了不同方法的前 14 个特征，尽管不同的特征选择方法最合适的特征数量不相同。

表 11.3 不同方法排序的前 14 个特征

顺序	TWSVML21		mRMR		Fisher Score		FSNM	
	编号	特征名	编号	特征名	编号	特征名	编号	特征名
1	GF1	compactness	GF3	NDM2	GF2	moment	GF3	NDM2
2	GF6	Fourier	GF1	compactness	GF6	Fourier	GF1	compactness
3	TF10	correlation	GF6	Fourier	GF1	compactness	GF6	Fourier
4	TF27	variance	TF5	entropy	TF18	contrast	TF4	energy
5	GF10	NRL ratio	TF17	contrast	TF15	inverse diff	GF2	moment
6	GF7	NRL mean	GF2	moment	GF5	NDM4	TF7	entropy
7	GF3	NDM2	TF25	variance	TF10	correlation	GF5	NDM4
8	TF7	entropy	GF4	NDM3	TF8	entropy	TF6	entropy
9	TF21	cluster shade	TF14	inverse diff	GF7	NRL mean	TF26	variance
10	TF3	energy	GF5	NDM4	TF27	variance	TF14	inverse diff
11	TF12	correlation	TF1	energy	TF11	correlation	TF18	contrast
12	TF28	variance	TF10	correlation	TF26	variance	GF4	NDM3
13	GF4	NDM3	GF7	NRL mean	TF4	energy	TF27	variance
14	TF4	energy	TF18	contrast	GF4	NDM3	TF3	energy

从上面的表可以看出，几何特征比纹理特征重要，因为由于肿块形状的不规则性。致密性在所有的方法中都是排名前三的因为恶性肿块有毛刺状的边缘，傅里叶特征在所有的方法中排名前五也能证明几何特征的重要性。

同样的，从表 11.3 中可以看出，不同的特征选择方法选择的特征也是不尽相同的，因此，为了评估这些方法的性能，计算了用这些方法进行了特征选择之后的分类的准确率。这里采用 TWSVML21 作为分类器，同时为了排除它与 TWSVML21 的紧耦合，我们还采用了 NSVMOOP 作为分类器。为了有最好的分类性能，挑选了最合适的特征数量。表 11.4 展示了使用不同的特征选择方法后，不同的分类器的分类准确率，很明显可以看出，TWSVML21 比其他的方法有着更好的性能。

表 11.4　不同特征选择方法的性能

分类器	TWSVML21 准确率/%	mRMR 准确率/%	fisher score 准确率/%	FSNM 准确率/%
TWSVML21	89.35	87.39	85.46	86.65
NSVMOOP	87.95	85.17	84.35	85.39

图 11.4 展示了不同的特征选择方法，用 NSVMOOP 作为分类器的 ROC 曲线。可以看出本章提出的方法 TWSVML21 比 NSVMOOP（mRMR）有更好的特征选择性能。由于 p 的值为 0.003，比 0.05 小，因此可以说本章提出的 TWSVML21 比 NSVMOOP（mRMR）的性能好有统计学的意义（$p <$ 0.05 被认为有统计学意义）。

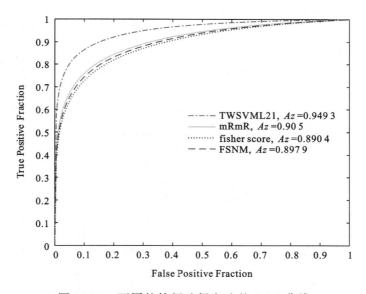

图 11.4　不同的特征选择方法的 ROC 曲线

11.5.3　参数的敏感度

从上面的实验部分可以看出，当选择的特征数为 14 时，介绍的算法在 DDSM 数据集上对肿块的良恶性分类具有更好的性能。在这个部分，评估了

TWSVML21 中参数 c_1, c_2, c_3 对性能的影响,使用固定两个参数,然后改变剩下的一个参数的方法。首先,固定 c_2, c_3 改变 c_1,然后固定 c_1, c_3 改变 c_2,对 c_3 进行同样的操作。图 11.5 展示了实验结果,并且可以很明显看出当 $c_1 = 16, c_2 = 64, c_3 = 0.5$ 时可以获得最好的分类性能。

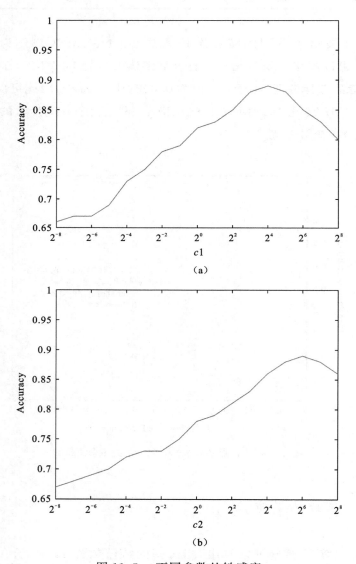

图 11.5 不同参数的敏感度

(a)固定 c_2, c_3 改变 c_1,(b)固定 c_1, c_3 改变 c_2,(c)固定 c_1, c_2 改变 c_3

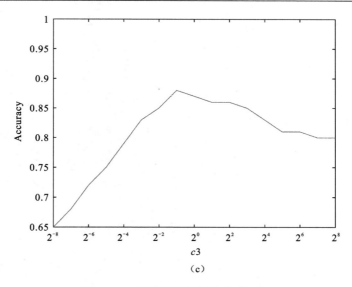

(c)

图 11.5 不同参数的敏感度（续）

(a) 固定 c_2, c_3 改变 c_1, (b) 固定 c_1, c_3 改变 c_2, (c) 固定 c_1, c_2 改变 c_3

第四部分

结构扭曲检测及识别

根据乳腺影像报告和数据系统(BI-RADS),结构扭曲被定义为:正常的乳腺结构被扭曲,但无明确的肿块可见,包括从一点发出的毛刺状影和局部病灶性收缩,或者在实质边缘的扭曲。

这一部分我们关注乳腺图像上的第三种常见异常——结构扭曲,它也是其中最难检测的异常,对于自动检测方法来说是这样,对于放射科医生来说也是最难的。

虽然相比大量的钙化与肿块研究来说,基于图像的结构扭曲检测研究并不多。但在过去的几十年中,也有了较多的研究。初始可疑区域定位是结构扭曲检测中的关键步骤,根据不同的定位方法,主要可分为以下几种:基于方向特征的方法[171-178],基于分形维数的方法[179,180],基于多尺度分析的方法[181,182],还有一些其他方法[183]。

很多初始定位可疑区域的方法通过检测结构扭曲的方向特征来实现。Rangayyan 等[171]提出了通过 Gabor 滤波和相图分析定位可疑区域[173],然后用 logistic 回归分析法用来做特征选择,贝叶斯分类器用来消除假阳性区域(FPs)[175],他们得到了 80% 的敏感度,每张图 7.6 个假阳性样本。Banik 等[172]随后提出了一些新的特征,他们得到了 80% 的敏感度,每张图 5.2 个假阳性样本。Rangayyan 等[174]提出了一种结构扭曲检测新方法,并介绍了一些新特征,包括发散的骨针、径向加权差等。

Guo 等[179]提出了基于分形的方法检测乳腺肿块和结构扭曲,用支持向量机进行分类。Tourassi 等[180]用乳腺区域的分形维数来定位结构扭曲,他们使用了乳腺 X 射线数字化数据库(DDSM),他们最好获得了 0.89 ± 0.02 的性能。

多尺度技术也被用于结构扭曲检测。Anand 等[181]用基于 Contourlet 变换的方法检测乳腺结构扭曲的位置。Nakayama 等[182]通过一种新的基于小波滤波器组把原始图像分成若干子图,他们得到了 71.3% 的敏感度,每张图 3.01 个假阳性样本。

结构扭曲检测的结果通常存在大量的假阳性样本,为了减少假阳性,机器学习已经得到了广泛的应用,例如,贝叶斯分类器、线性辨别分析、人工神经网络等。SVM 小样本问题中最常用的技术。近年来,Twin SVM 作为一种新的支持向量机迅速发展,在许多领域得到广泛应用[184]。

结构扭曲的检测需要训练一个分类器来判断每个可疑区域是否包含结

构扭曲,而训练分类器需要有足够的训练样本,即使对于 SVM 这些强大的分类器,当训练样本数量过少时,分类器的性能也不好。

龚薯琳等[185]选取了乳腺结构扭曲、正常样本各 19 个,利用小波分解后得到的图像进行特征提取,提取 12 个纹理特征,最后用优化的支持向量机进行分类,结果为:准确率为 92.1%、灵敏度 89.5%,特异度 94.7%。张胜君等[186]提出了相似度收敛指数方法检测结构扭曲,在 Mini-MIAS 数据库上的实验结果表明,该方法降低了检测的假阳性。Ayres[171]等提出了利用 Gabor 方向场和相位图得到节点映射图,对可疑区域进行定位检测结构扭曲的方法,灵敏度达到 80%,假阳性样本约每张图 15 个。

迁移学习是机器学习中的一类技术,与常见机器学习有差别,传统机器学习从零开始学习每一个任务,而迁移学习技术则是尝试将一些以前的任务中学习到的知识迁移到目标任务,后者中仅有少量高质量训练数据。可以利用相关任务中学习到的知识,减轻样本数量过少对分类器性能的影响。

这部分包含两章,在第 12 章我们介绍一种基于 Twin SVM 的结构扭曲检测方法,在第 13 章介绍一种基于迁移学习技术的结构扭曲识别方法。

第12章 基于多TBSVM-RFE的结构扭曲检测

本章介绍了一种新的乳腺结构扭曲自动检测方法。最初的可疑区域通过Gabor滤波器和相图分析进行定位。从可疑区域提取特征,并且使用了一些结构扭曲的新特征,介绍了一种基于特征选择方法MTBSVM-RFE。结果表明,该方法可以提高结构扭曲检测的准确性。

12.1 引言

钙化、肿块和结构扭曲是最常见的三种乳腺癌X射线表现征象[173,183,187,188],其中结构扭曲是最难检测的一种表现形式[189,190]。已经有多种方法被提出来检测结构扭曲。

初始可疑区域定位是结构扭曲检测中的关键步骤,根据不同的定位方法,主要可分为以下几种:基于方向特征的方法[171-178],基于分形维数的方法[179,180],基于多尺度分析的方法[181,182]等。

参考BI-RADS中对结构扭曲的定义可知,图像中毛刺型的梯度方向信息是结构扭曲的主要特点。很多初始可疑区域的定位方法也是通过检测结构扭曲的方向特征来进行。Rangayyan等[171]提出了通过Gabor滤波和相图分析定位可疑区域[173],他们得到了80%的敏感度,每张图7.6个假阳性样本。Rangayyan等[174]又提出了一种新的结构扭曲检测方法,并介绍了一些新特征,包括发散的骨针,径向加权差等。Matsubara等[178]检测结构扭曲通过寻找薄的乳腺组织并且检测结果为75%的准确率,每张图的假阳性样本为 2.9 个。

Guo 等[179]提出了基于分形维数的方法检测乳腺肿块和结构扭曲，用支持向量机（SVM）进行分类。多尺度技术也用于结构扭曲检测。Anand 等[181]用基于 Contourlet 变换的方法检测乳腺结构扭曲的位置。Nemoto 等[183]提出了一种利用点收敛的毛刺指数检测结构扭曲可疑区域的方法。

结构扭曲检测的结果通常存在大量的假阳性样本，为了减少假阳性，机器学习已经得到了广泛的应用，例如，贝叶斯，FLDA，ANN 等。SVM 小样本问题中最常用的技术。近年来，作为一种新的支持向量机迅速发展，TWSVM 在许多领域得到广泛应用[184]。

与 SVM 它提供了单一的分离超平面相比，TWSVM 提供两个不平行的超平面，以实现更好的分类结果。然而，TWSVM 尚未在结构扭曲的检测问题进行研究。

特征选择是模式识别中的一个关键步骤，因为它对模式识别的分类性能有很大的影响。Guyon 等[148]提出了一种基于递归特征消除的支持向量机（SVM-RFE）的方法用于基因选择，实验表明，他们所选择基因的技术产生更好的分类性能，与癌症相关的领域也能取得较好的分类效果，由于许多特征选择方法对数据集敏感，数据集的小的变化将导致选出的特征差异很大。因此，Duan 等[191]提出了多次 SVM-RFE（MSVM-RFE）方法。在每一步从多线性 SVM 权重向量的统计分析计算特征排序得分，结果表明，这种方法提高了分类精度。

在本章中，我们介绍一种新的特征选择方法，使用向后消除法以消除特征，但在每一个步骤，分别计算特征对正负类别的得分。相应地，提出了一种新的特征排序准则，即 MTBSVM-RFE。并将其用于结构扭曲检测。

12.2 方　　法

结构扭曲的检测框架包含以下几个步骤：(1) 对乳腺 X 射线图像进行预处理，包括降采样和乳腺区域分割。(2) 可疑区域定位。首先通过 Gabor 滤波产生方向场，然后通过高斯滤波对方向场进行平滑，得到过滤方向场，最后通过相位图分析生成节点图。(3) 对可疑区域进行特征提取。(4) 假阳性样本的去除。基于 MTWSVM-RFE 的特征选择和基于 TBSVM 分类器来消除假阳性样本。(5) 用新图片作为测试样本进行测试。处理流程图如图 12.1 所示。

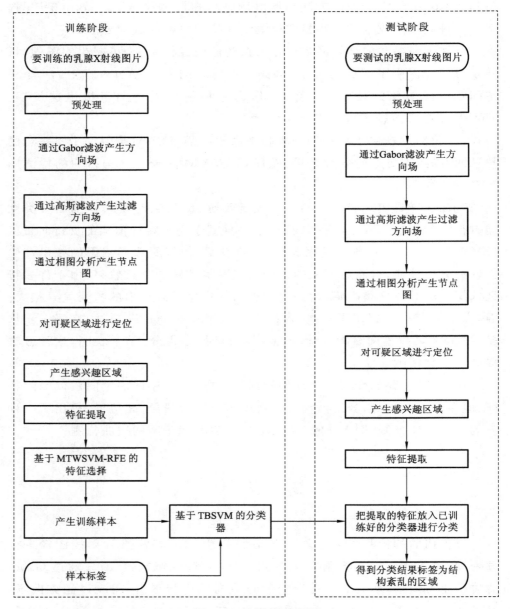

图 12.1 处理流程图

12.2.1 预处理

为了加快处理速度,我们对图像进行了降采样。采样因子是 0.5(从原始的 200 μm 降到 400 μm)。乳腺区域的图像通过 Otsu 最大类间方差法获得[192]。为了避免 MLO 视图胸肌腱的影响,我们去除了该视图中的胸肌腱。已经有很多方法可以去除胸肌腱[141]。这里我们使用的是手工去除的方法。

12.2.2 通过 Gabor 滤波产生方向场和幅值图

根据乳腺影像报告和数据系统(BI-RADS)[193],结构扭曲被定义为:正常的乳腺结构被扭曲,但无明确的肿块可见,包括从一点发出的毛刺状影和局部病灶性收缩,或者在实质边缘的扭曲,包括从一点发出的毛刺状影和局部病灶性收缩,或者在实质边缘的扭曲。由此看出,方向扭曲是结构扭曲的主要特点,因此,我们使用 Gabor 滤波器方向场分析技术[171, 194]。

Gabor 滤波可以生成两个图像,方向场和幅值图。Gabor 滤波器具有良好的方向选择性,与乳腺图像线结构的特征相符合,并且根据 Gabor 函数在 x 方向带通,在 y 方向低通的特性,Gabor 做一定的旋转就可以实现在某一方向上线性增强,Gabor 函数的数学表达式如下[195]:

$$g(x,y) = \frac{1}{2\pi\sigma_x\sigma_y}\exp\left[-\frac{1}{2}\left(\frac{x^2}{\sigma_x^2}+\frac{y^2}{\sigma_y^2}\right)\cos(2\pi f_0 x)\right] \quad (12.1)$$

其他位置的角度通过旋转角度 α 得到

$$\begin{bmatrix} x' \\ y' \end{bmatrix} = \begin{bmatrix} \cos\alpha & \sin\alpha \\ -\sin\alpha & \cos\alpha \end{bmatrix} \begin{bmatrix} x \\ y \end{bmatrix} \quad (12.2)$$

其中,(x',y') 是旋转 α 角度后得到的对应的坐标。θ 的范围 $\left[-\frac{\pi}{2},\frac{\pi}{2}\right]$,我们把它平均分成了 180 个方向。

在公式(12.2)中,$\sigma_x = \frac{\tau}{2\sqrt{2\ln2}}$ 代表水平方向的标准差,τ 是在公式(12.2)中沿着 x 轴的最大宽度的一半,$\sigma_y = l\sigma_x$ 代表垂直方向的标准差,$f_0 = 1/\tau$。这里我们取 $\tau = 4$,$l = 8$,这些值是经验值。

令 $I_k(x,y)$ 代表高斯滤波图像，$k=0,1,\cdots,179$，幅值图 $M(x,y)$ 由以下得到

$$M(x,y) = I_{k_{\max}}(x,y) \qquad (12.3)$$

其中，$k_{\max} = \arg\{\max_k[\mid I_k(x,y) \mid]\}$。

方向场图如下得到

$$\theta(x,y) = \alpha_{k\max} \qquad (12.4)$$

方向场和幅值图如图12.2和图12.3所示。图12.2显示的是MIAS数据库的结果图，图12.3显示的是DDSM数据库的CC视图结果图。

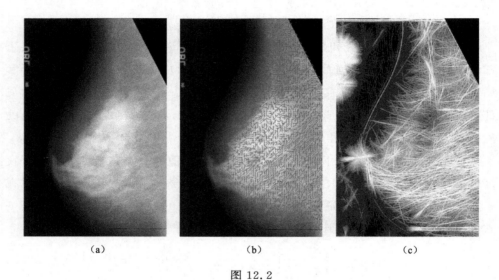

图 12.2

(a)MIAS 数据库中名为"mdb121"的原图，(b)Gabor 滤波产生的方向场
（其中图为每隔10个像素表示的方向），(c)Gabor 滤波产生的幅值图

12.2.3 通过高斯滤波得到过滤方向场

为了减轻噪声的影响，我们使用标准差 $\sigma_f = 6$ 的高斯滤波进行平滑来产生过滤方向场，公式如下[196,197]：

$$h(x,y) = \frac{1}{2\pi\sigma_f}\exp\left[-\frac{1}{2}\left(\frac{x^2+y^2}{\sigma_f^2}\right)\right] \qquad (12.5)$$

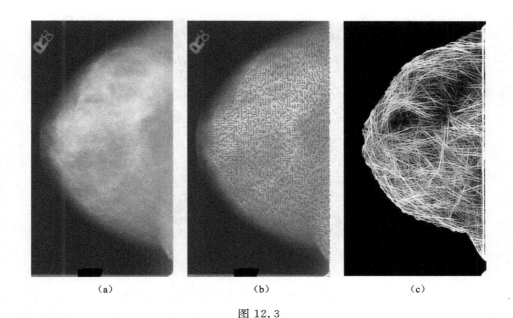

图 12.3

(a)DDSM 数据库中名为"B_3036_1.RIGHT_CC_Prep"的原图，
(b)Gabor 滤波产生的方向场(其中图为每隔 10 个像素表示的方向)，(c)Gabor 滤波产生的幅值图

$s(x,y)$ 和 $c(x,y)$ 的定义如下：

$$s(x,y) = \sin[2\theta(x,y)] \qquad (12.6)$$

$$c(x,y) = \cos[2\theta(x,y)] \qquad (12.7)$$

在公式(12.6)和(12.7)，$\theta(x,y)$ 是方向场的角度。

$$\theta_f(x,y) = \frac{1}{2}\arctan\left(\frac{(h*s)(x,y)}{(h*c)(x,y)}\right) \qquad (12.8)$$

在公式(12.8)中，星号代表计算两个矩阵的卷积。通过以上公式，可以得到过滤方向场，如图 12.4 所示(下文只显示"mdb121"的示意图)。

12.2.4　通过相位图产生节点图

1. 相位图原理

相图是由两个线性的系统构成，一阶微分方程描述了不同初始化值的

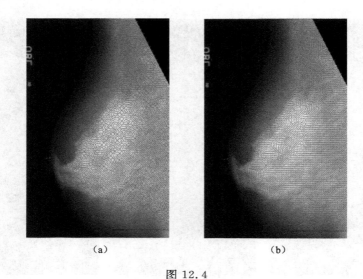

图 12.4
(a)Gabor 滤波产生的方向场,(b) 高斯过滤后的过滤方向场

状态变量可能的轨迹。Rao[198]提出了一种方向纹理分析方法,其依赖于带有方向纹理模式的图像与相位图外观的关联。

考虑以下系统的线性一阶微分方程:

$$\begin{pmatrix} \dot{p}(t) \\ \dot{q}(t) \end{pmatrix} = A \begin{pmatrix} p(t) \\ q(t) \end{pmatrix} + b \tag{12.9}$$

函数 $p(t)$ 和 $q(t)$ 代表一个动力系统的状态变量,是时间的函数(例如,粒子的位置和动量,或气体的压力和温度,在这里,它是在每个像素的方向)。A 是一个 2×2 的矩阵,b 是一个 2×1 的列向量。A 和 b 的定义如下[199]:

$$A = \begin{bmatrix} a & b \\ c & d \end{bmatrix}, \quad b = \begin{bmatrix} e \\ f \end{bmatrix} \tag{12.10}$$

A,b 确定之后,我们可以根据以下公式得到中心 (p_0, q_0)[199]:

$$\begin{pmatrix} \dot{p}(t) \\ \dot{q}(t) \end{pmatrix} = 0 \Rightarrow \begin{pmatrix} p_0 \\ q_0 \end{pmatrix} = -A^{-1} b \tag{12.11}$$

然后可以得到相图[199]:

$$\phi(x,y \mid A,b) = \arctan\left(\frac{\dot{q}(t)}{\dot{p}(t)}\right) \tag{12.12}$$

2. 节点图

根据以上的描述,可以得到三种类型的相图:节点、鞍和螺旋相图[200]。节点图的峰值表示潜在的结构扭曲区域[175]。因此,这里我们只考虑节点图。

为了估计节点图。我们计算实际的方向场和节点相图模型之间的误差。

$$\Delta(x,y) = \sin(\theta(x,y) - \phi(x,y \mid A,b)) \tag{12.3}$$

在公式(12.13)中,$\Delta(x,y)$ 代表方向场 $\theta(x,y)$ 和节点图 $\phi(x,y \mid A,b)$ 之间的误差。

$$\delta^2(A,b) = \sum_x \sum_y \sin^2(\theta(x,y) - \phi(x,y \mid A,b)) \tag{12.4}$$

上述公式代表误差的平方和,取决于变量 A 和 b。坐标 (x,y) 是滑动窗口中的像素点(滑动窗口大小是 11×11 像素)。用非线性最小二乘法来最小化误差函数,我们可以得到 A,b 的值[201]。由于缩放不影响结果,所以为了简单,我们固定矩阵 A 中 $a=1$。直观上看,方程的优化问题是对于一个给定的方向场 $\theta(x,y)$,我们找一个适合的模型 $\phi(x,y \mid A,b)$,该模型具有参数。通过最小化两者的差异获得参数 A 和 b。

因为我们只考虑节点图,获得矩阵 A 和 b 后,我们分析了矩阵 A 的特征值,如果符号是相同的,根据公式(12.11)计算中心点,然后将对应点的票数加1,在理想情况下,中心点应该对应一个病变中心,滑动窗口,为每个位置做相同的操作,我们可以得到节点图。

3. 初始可疑区域定位

通过以下步骤来定位初始可疑区域:

(1) 在节点图中,投票数小于 n 的点。n 的值对结果有一定的影响,如果 n 比较大,它会降低误检,但同时降低了灵敏度。如果 n 较小,则会增加误检,在本章中我们采取 $n=1$。

(2) 通过标准差为9的高斯滤波消除噪声,获得平滑后的节点图。

(3) 在平滑后的节点图取局部最大值。这里使用 43×43 的窗口进行平滑,如果窗口中心是该窗口的最大值,这一中心点就是局部最大值点。取到最大值点后，根据最大值投票的大小进行倒序排序，就可以得到初始可疑区域。如图 12.5 所示。

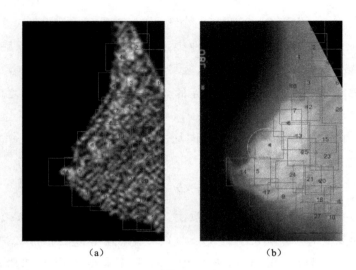

图 12.5

(a) 平滑后节点图的初始可疑区域定位。数字是根据节点图的投票逆序排序的值，黑色边框区域代表检测出的结构扭曲区域。(b) 初始可疑区域定位在医生标记图片上的显示，其中白色圆形区域表示医生标记的病变区域

虽然在医生标记区域内有最初定位的可疑区域，但是存在大量的假阳性结果，需要进一步处理来消除。

12.2.5 特征提取

定位初始可疑区域后，我们对每个区域提取灰度共生矩阵 GLCM 特征、基于 Gabor 的毛刺模式特征以及熵特征。

GLCM 特征：灰度共生矩阵特征已经广泛用于多个领域，包括乳腺癌肿块的识别[188][202]。这里我们使用的距离是 $\{1,3,5\}$，方向是 $\{0°,45°,90°,135°\}$，也就是每个 ROI 区域算 12 个 GLCM 矩阵。每个 GLCM 包括 19 个特征，分别是自相关、对比度、相关性、聚类突出、聚类阴影、能量、熵、均匀性、最大概率、平方和、均值、方差的总和、熵的总和、方差的差异、熵的差异、信

息测度的相关性（两个测度）、逆差归一化、逆矩归一化。因此，GLCM 相关特征共 $19 \times 12 = 228$ 个。

毛刺特征：我们提取了 11 个毛刺模式的特征，其中一些特征的计算如下[174]：

$$\text{ICS} = \sum_{i=1}^{P} \sum_{j=1}^{Q} M(i,j) \mid \cos[\theta(i,j) - \alpha(i,j)] \mid \quad (12.15)$$

$$\text{RWD} = \sum_{p=1}^{PQ} \sum_{q=1}^{PQ} \mid I_P - I_q \mid \mid r_P - r_q \mid \quad (12.16)$$

$$\text{RWD}_\alpha = \sum_{p=1}^{PQ} \sum_{q=1}^{PQ} \mid \sin(\mid I_P - I_q \mid) \mid \mid r_P - r_q \mid \quad (12.17)$$

$$\text{AWD} = \sum_{p=1}^{PQ} \sum_{q=1}^{PQ} \mid I_P - I_q \mid \mid \sin(\mid \alpha_P - \alpha_q \mid) \mid \quad (12.18)$$

$$\text{AWDES} = \sum_{m=1}^{90} \sum_{n=1}^{90} \mid H_m - H_n \mid \mid \sin(\mid \alpha_m - \alpha_n \mid) \mid \quad (12.19)$$

以上公式中，P 和 Q 是图像块的宽和高，$\theta(i,j)$ 是 Gabor 产生的方向场矩阵中 (i,j) 位置的值，$\alpha(i,j)$ 是一个相对于 ROI 中心的角度。$\alpha(i,j)$ 的范围是 $[-89°, 90°]$。$M(i,j)$ 是 Gabor 产生的幅值图矩阵，I 表示像素的强度，r 表示距离 ROI 中心的距离。ICS 和 AWDES 的计算示意图如图 12.6 所示。

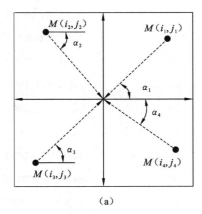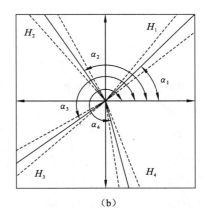

（a）　　　　　　　　　　　（b）

图 12.6　特征计算示意图

（a）ICS 计算示意图，图中 $\alpha_1 = \alpha_3 \neq \alpha_2 \neq \alpha_4$，$\alpha_1, \alpha_2, \alpha_3, \alpha_4$ 分别对应于 $\alpha(i_1,j_1), \alpha(i_2,j_2), \alpha(i_3,j_3), \alpha(i_4,j_4)$；$\alpha$ 的范围是 $[-89°, 90°]$。（b）AWDES 特征计算示意图。图中，$\alpha_1, \alpha_2, \alpha_3, \alpha_4$ 是区域内中心线的角度，H_1, H_2, H_3, H_4 是区域内像素的熵值。每个区域的宽度为 $4°$，区域内的像素用来计算对应区域的熵值

熵特征：我们用到了 Tsallis 熵和 Renyi 熵[203]，Tsallis 熵计算如下：

$$H_T(q) = \frac{1-\sum_i p_i^q}{(q-1)} \tag{12.20}$$

上式中 $q=8$。

Renyi 熵广泛用于纹理特征，定义如下：

$$H_R(q) = \frac{1}{(1-q)}\log_2(\sum_i p_i^q) \tag{12.21}$$

上式中 $q=2$。

在每个 ROI 区域提取了 241 个特征，表 12.1 列出了用到的所有特征。

表 12.1 ROI 区域提取的特征

特征编号	特征名称	特征编号	特征名称
1-12	自相关	193-204	信息测度的相关性 2
13-24	对比度	205-216	逆差归一化
25-36	相关性	217-228	逆矩归一化
37-48	聚类突出	229	幅值图的 ICS
49-60	聚类阴影	230	强度图的 ICS
61-72	能量	231	幅值图的 RWD
73-84	熵	232	强度图的 RWD
85-96	均匀性	233	角度图的 RWD
97-108	最大概率	234	角度图的 AWD
109-120	平方和	235	幅值图的 AWD
121-132	均值的总和	236	强度图的 AWD
133-144	方差的总和	237	幅值图的 AWDES
145-156	熵的总和	238	强度图的 AWDES
157-168	方差的差异	239	角度图的 AWDES
169-180	熵的差异	240	Tsallis 熵
181-192	信息测度的相关性 1	241	Renyi 熵

12.2.6 特征选择和分类器

SVM 已被广泛用于许多应用程序分类。最近，TBSVM[167] 已被提出，是传统 SVM 的一个新发展。不同于传统的 SVM，TBSVM 旨在产生两个非平行的超平面，每个平面接近一个类并尽可能远离其他类。

1. 基于 MTBSVM-RFE 的特征选择

介绍的 MTBSVM-RFE 的方法灵感来自 MSVM-RFE[151, 191]。SVM-RFE 是不具有鲁棒性的，因此，我们集成了多次抽样的 multi-TBSVM 方法和递归特征消除方法（RFE），这个方法被称为 MTBSVM-RFE。

假设任意的从原始数据集中选取 k 次子集，w_j 代表第 j 次的线性 TBSVM 加权向量，w_{ji} 代表第 i 个特征，当分析特征排序时，w^+ 代表正样本的权重向量，相应地，w^- 是负样本的权重向量。详细的公式介绍在下一小节。使 $v_{ki}^+ = (w_{ki}^+)^2$，$v_{ki}^- = (w_{ki}^-)^2$。第 i 个特征的得分排序需要首先分别计算 c_i^+ 和 c_i^-。

c_i^+ 计算公式如下：

$$c_i^+ = \frac{\overline{v_i^+}}{\sigma_{v_i}^+} \tag{12.22}$$

在公式中，$\overline{v_i^+}$ 是多次线性 TBSVM 得到的 v_i^+ 的平均值，$\sigma_{v_i}^+$ 是 v_i^+ 的标准差。通过选取不同的训练样本运行多次 TBSVM，即对于一个给定的训练集，正负样本的抽取和更换（一些样本可能会出现多次，另外一些样本可能一次都不出现），在每次迭代中抽取 5 次（$k = 5$）样本。

$$v_i^+ = \frac{1}{k} \sum_{j=1}^{k} v_{ji}^+ \tag{12.23}$$

$$\sigma_{v_i}^+ = \sqrt{\frac{\sum_{j=1}^{k}(v_{ji}^+ - \overline{v_i^+})^2}{k-1}} \tag{12.24}$$

c_i^- 的计算类似 c_i^+。c_i^+ 是正类中第 i 个特性的得分，c_i^- 是负类中第 i 个特征的得分，第 i 个特征的总得分是 c_i^+ 和 c_i^- 的平均值。

$$c_i = \frac{c_i^+ + c_i^-}{2} \tag{12.25}$$

值得注意的是，在递归迭代过程中，每个剩余特征的权重被归一化：

$$w_i^+ = \frac{|w_i^+|}{\sum_{j=1}^{F}|w_j^+|} \qquad (12.26)$$

这的 F 是在迭代过程中剩余特征的数量。负类的权重同样需要进行归一化处理。

这个算法的步骤是:(1)训练一个分类器,(2)计算所有特征的得分排序,(3)去掉得分最少的特征。

对于一个 D 维的特征,MTBSVM-RFE 的步骤描述如下:

(1) 输入:训练样本 $x = [x_1, x_2, \cdots, x_n]$;类标签 $y = [y_1, y_2, \cdots, y_n]$;

(2) 初始化:排序特征 $R = [\ ]$;剩余特征 $S = [1, \cdots, d]$;

(3) 重复直到 $S = [\ ]$:

a) 把 S 中的特征集作为输入变量,训练 k 次线性 TBSVM;

b) 利用公式(12.25)计算特征得分 c_i;

c) 查找得分最低的特征:$e = \arg\min_i c_i$;

d) 更新:$R = [e; R]$,$S = S - [e]$;

(4) 输出:特征排序 R。

虽然介绍的 MTBSVM-RFE 的计算成本比 MSVM-RFE 更高。然而,特征选择是建立一个良好的分类的重要步骤,值得通过计算量更大的方式来选择更好的特征子集。

2. 基于 TBSVM 的分类器

特征选择后,用选取的特征进行分类,这里,我们使用 TBSVM[167] 分类器。TBSVM 的基本思想是分别构造正类和负类两个超平面。对一个新的输入特征向量 x,如果是接近正类的超平面,它分为正类,否则被分为负类。

在这里,我们给出 TBSVM 简介。首先,构建两个非平行超平面,公式(12.27)中的第一个式子是正样本,第二个是负样本:

$$\omega_+ \cdot x + b_+ = 0 \quad \text{和} \quad \omega_- \cdot x + b_- = 0 \qquad (12.27)$$

假设正类的所有数据点用矩阵 $A \in R^{m_1 \times n}$ 表示,矩阵 $A_i \in R^n$ 中的第 i 行代表一个数据点,矩阵 $B \in R^{m_2 \times n}$ 代表负类的数据点。这两个超平面的优化问题被转化为:

$$\begin{aligned}
\min_{\omega_1, b_1, \xi, \xi^*} & \quad \frac{1}{2}c_3(||\omega_1||^2 + b_1^2) + \frac{1}{2}\xi^{*\mathrm{T}}\xi^* + c_1 e_2^\mathrm{T}\xi \\
\text{s.t.} & \quad A\omega_1 + e_1 b_1 = \xi^* \\
& \quad -(B\omega_1 + e_2 b_1) + \xi \geqslant e_2, \quad \xi > 0
\end{aligned} \qquad (12.28)$$

和

$$\min_{\omega_2,b_2,\eta,\eta^*} \frac{1}{2}c_4(||\omega_2||^2+b_2^2)+\frac{1}{2}\eta^{*\mathrm{T}}\eta^*+c_2 e_1^{\mathrm{T}}\eta$$
$$\mathrm{s.t.} \quad B\omega_2+e_2 b_2=\eta^*$$
$$-(A\omega_2+e_1 b_2)+\eta\geqslant e_1, \quad \eta>0$$
(12.29)

在以上两个公式中，$\omega_1\in R^n, \omega_2\in R^n, b_1\in R, b_2\in R, c_1$ 到 c_4 是 4 个正参数，ξ,ξ^*,η,η^* 是松弛变量。使用拉格朗日技术，可以分别获得原始问题(12.28)和(12.29)的对偶问题：

$$\max_{\alpha} \quad e_2^{\mathrm{T}}\alpha-\frac{1}{2}\alpha^{\mathrm{T}}G(H^{\mathrm{T}}H+c_3 I)^{-1}G^{\mathrm{T}}\alpha$$
$$\mathrm{s.t.} \quad 0\leqslant\alpha\leqslant c_1$$
(12.30)

和

$$\max_{\gamma} \quad e_1^{\mathrm{T}}\gamma-\frac{1}{2}\gamma^{\mathrm{T}}H(G^{\mathrm{T}}G+c_4 I)^{-1}H^{\mathrm{T}}\gamma$$
$$\mathrm{s.t.} \quad 0\leqslant\gamma\leqslant c_2$$
(12.31)

其中，$G=[B\ e_2], H=[A\ e_1]$，c_3 是一个加权因子，它决定了正则化项和经验风险之间的权衡。因此，选取一个合适的 c_3，无论是小还是大，都体现了结构风险最小化原则。

通过公式(12.30)和(12.31)可以得到 w_1, b_1, w_2 和 b_2。然后就可以解决(12.28)和(12.29)中的问题。测试样本 x 属于公式(12.27)的哪个超平面取决于以下公式：

$$\mathrm{Class}\ i=\arg\min_{k=1,-1}\frac{|\omega_k^{\mathrm{T}}x+b_k|}{\|\omega_k\|}$$
(12.32)

其中，$i=1$ 或 -1。

12.3 实 验 结 果

12.3.1 数据集

介绍的方法是在 MIAS 数据库[56]和 DDSM 数据库上进行实验。

MIAS 数据库包含 322 张乳腺 X 射线图片,其中有 19 张包含结构扭曲,而且由放射科专业医生标记了病变的中心和半径。在 DDSM 数据库中,有超过 2 500 张乳腺 X 射线图片,图片是在不同分辨率下扫描的,Lumisys 扫描仪的分辨率是 50 μm,Howtek 扫描仪的分辨率是 43.5 μm。这里使用的图像是其中用 Lumisys 扫描的子集,其中有 63 张包含结构扭曲,这些图片中有的包含不止一个病变区域,一共有 69 个病变区域。由于 MIAS 和 DDSM 中结构扭曲样本数量都较少,所以我们把两个数据集结合在一起进行实验。

为了加快对图像的处理,将图像降采样到分辨率为 200 μm。其中病变区域的信息由专业医生进行了标记,其中包括异常的类型(结构扭曲、钙化或肿块)、边界轮廓和异常的良恶性。

12.3.2 检测结果

在自动检测初始可疑区域后,我们把检测出的中心在医生标记区域内的定义为真阳性样本,反之为假阳性样本。

表 12.2 显示了初始可疑区域数量的选取对真阳性和假阳性值的影响,从表中可以看出,为了提高检测敏感度,初始的可疑区域应选 35 个,如果选 30,25,20 个时,敏感度分别减少到 98%,96% 和 89%。我们在每张图片选取 35 个 ROI 区域,在初始阶段,需要较高的敏感度,即使对应的假阳性个数较多,后期通过识别过程可以减少假阳性个数。

表 12.2　取不同初始可疑区域数量时对应的敏感度和假阳性样本

初始可疑区域选取的数量	敏感度	每幅图假阳性的个数
20	89%	19.8
25	96%	23.4
30	98%	28.2
35	100%	31.5

因此,初始检测中选取前 35 个 ROI 区域,MIAS 数据库有 19 张包含结构扭曲,DDSM 数据库包含 63 张结构扭曲,我们取 80% 用来训练分类器,剩

余的 20% 用来测试,对数据集进行 10 次划分,运行 10 次取平均结果。在训练阶段,取正负样本比例为 1∶1,每次选取约 70 个 ROI 为正样本,相应的取检测结果中排名靠前的 70 个 ROI 为负样本。在测试阶段,每张图片取前 35 个 ROI。

接下来的工作就是识别结构扭曲中的假阳性样本。所有的 ROI 区域使用 128×128 像素的固定大小,图 12.7 显示了由医生标记的病变区域和检测出来的假阳性样本的对比。

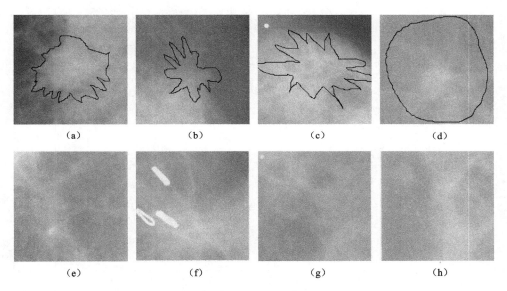

图 12.7　结构扭曲正样本和假阳性样本的对比图
(a)(b)(c)(d) 由医生标记的病变区域,(e)(f)(g)(h) 检测出来的假阳性样本

我们从每个 ROI 区域提取 241 个特征,提取特征后,用 MTBSVM-RFE 获得特征排序。实验发现,当选 10～20 个特征时可以获得较好的分类效果,在这个区域内,选取数量对结果几乎没有影响,为了简便,我们选取前 15 个特征,这 15 个特征如表 12.3 所示。选取特征后,我们把使用 MTBSVM-RFE 特征选择后的特征和所有特征性能进行比较,结果如图 12.8 所示,当使用所有特征时,Az 值是 0.879 3,当使用选取的 15 个特征时,Az 值达到 0.927 5。这表明我们的方法可以获得较好的性能。

表 12.3　使用 MTSVM-RFE 选取出来的特征

排序	特征名称	排序	特征名称	排序	特征名称
1	Renyi 熵	6	强度图的 RWD	11	平方和
2	角度图的 AWDES	7	角度图的 RWD	12	相关性
3	强度图的 AWDES	8	聚类阴影	13	能量
4	角度图的 AWD	9	幅值图的 ICS	14	幅值图的 AWD
5	角度图的 RWD	10	熵	15	Tsallis 熵

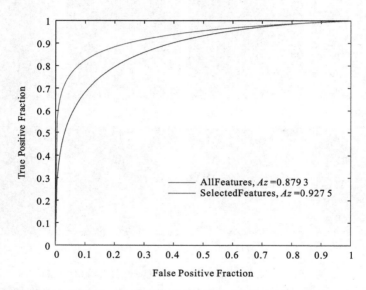

图 12.8　使用 TWSVM 分类器，使用 TWSVM-RFE 选择后的特征和使用所有特征得到的 ROC 曲线

表 12.4 显示了不同的初始样本和特征选择方法下对应的结果，从表 12.4 可以看出，与 SVM-RFE 和 MSVM-RFE 两种特征选择方法相比，MTBSVM-RFE 选出的特征，放入 TBSVM 分类器有更好的分类结果。在测试阶段，初始选择 35 个 ROI 区域的结果较好。在使用 TBSVM-RFE 特征选择和 TBSVM 分类器的效果最好，在敏感度为 80% 时，每幅图平均 5.2 个假阳性样本，在敏感度为 90% 时，每幅图平均 6.6 个假阳性样本。

第四部分 结构扭曲检测及识别

表 12.4 不同初始样本数和特征选择方法下对应的 FROC 值。FROC 是在不同敏感度下每张图的假阳性个数

初始样本数量	SVM-RFE		MSVM-RFE		MTBSVM-RFE	
	80%	90%	80%	90%	80%	90%
20	6.7	7.8	6.6	7.6	6.1	7.3
25	7.1	8.2	6.3	8.0	6.7	8.0
30	6.5	7.4	6.4	7.6	6.0	7.5
35	5.7	6.9	5.5	6.8	5.2	6.6

图 12.9 显示了在测试图像上去伪正后的检测结果。很明显，相比没有特征选择和分类的初始阶段结果图 12.5(b)，TBSVM-RFE 特征选择和 TBSVM 分类的使用使得结构扭曲检测 FPS 大幅减少，图 12.5(b) 的 FPS 数是 26，它下降到图 12.9 中的 3。

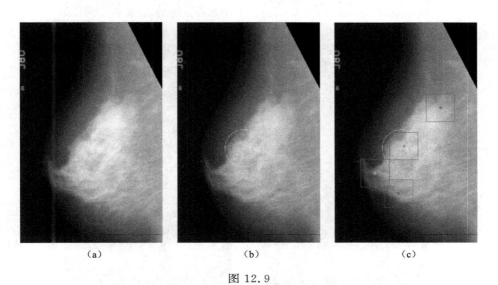

图 12.9
(a) 在 MIAS 数据库中名为"mdb121"的原图，(b) 标记的图片
(圆形区域是由专业医生标记的病变区域)，(c) 去伪正后的检测结果

图 12.10 显示了 MIAS 数据库的另一张图片的结果，可以看出我们介绍的方法可以消除大量的假阳性。

图 12.11 和图 12.12 分别显示了 DDSM 上 MLO 视图和 CC 视图的检测识别结果，可以看出，在两个视图上的效果都比较好。

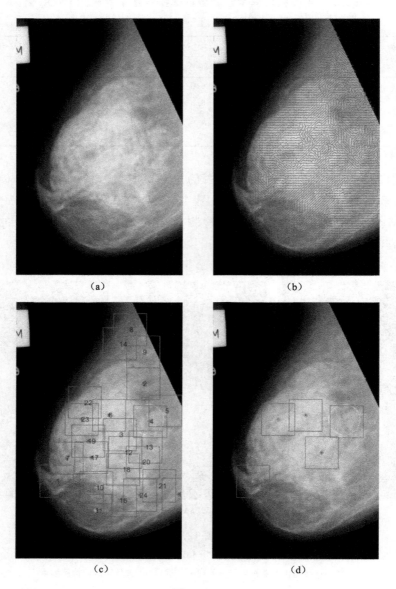

图 12.10

(a) 在 MIAS 数据库中名为"mdb125"的原图,(b) 显示在原图上的过滤方向场,(c) 检测结果图,数字是根据节点图的投票逆序排序的值,黑色边框区域代表检测出的结构扭曲区域,(d) 结构扭曲识别后消除假阳性后的图

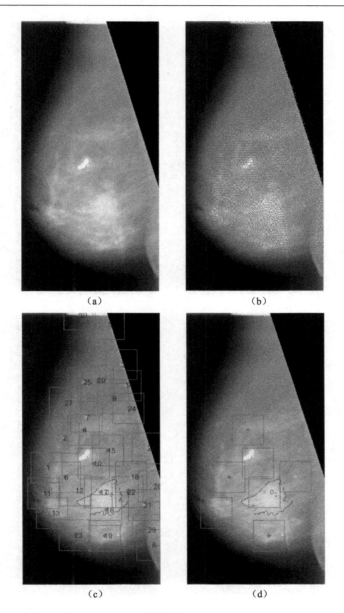

图 12.11

(a) 在 DDSM 数据库中,名为"B_3075_1.RIGHT_MLO_Prep"的原图,(b) 显示在原图上的过滤方向场,(c) 检测结果图,数字是根据节点图的投票逆序排序的值,黑色边框区域代表检测出的结构扭曲区域,(d) 去除假阳性后结构扭曲检测结果图

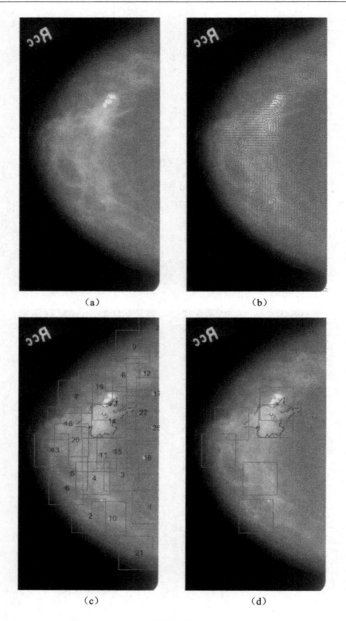

图 12.12

(a) 在 DDSM 数据库中，名为"B_3075_1.RIGHT_CC_Prep"的原图，(b) 显示在原图上的过滤方向场，(c) 检测结果图，数字是根据节点图的投票逆序排序的值，黑色边框区域代表检测出的结构扭曲区域，(d) 去除假阳性后结构扭曲检测结果图

第13章 基于迁移学习的乳腺X射线图像中结构扭曲异常识别

本章中我们把迁移学习运用到结构扭曲的识别过程中,解决结构扭曲样本数不足导致分类器性能不高的问题。该方法基于恶性肿块与结构扭曲的相似性,把恶性肿块作为源域中样本,结构扭曲作为目标域中样本,提取了基于 Gabor 的毛刺模式特征、GLCM 特征以及熵特征等新特征,运用 A-SVM 自适应支持向量机进行分类,提高了结构扭曲的识别效果。该方法的准确率为 91.67%,敏感度为 90.78%,特异性为 92.59%。

13.1 引　　言

钙化、肿块和结构扭曲是乳腺癌最常见的三种X射线异常表现征象,其中结构扭曲是最难检测的一种病变。根据乳腺影像报告和数据系统(BI-RADS),结构扭曲被定义为:正常的乳腺结构被扭曲,但无明确的肿块可见,包括从一点发出的毛刺状影和局部病灶性收缩,或者在实质边缘的扭曲。肿块定义为从多个摄影角度都可以看到的占位性病变的区域,它可以用形态和边缘特征来描述。从形态角度来看可以是圆形的、椭圆形的、分叶状的或者是不规则的。肿块的边缘可能是界限清晰的、界限模糊的、微型叶片状的、不清晰的或者毛刺状的。由于结构扭曲与正常乳腺组织的区别不大,且需要处理的图像数据量极大,医生准确解释大量的乳腺X射线图像是很困难的,因此近数十年来很多专家们对 CAD 技术进行了深入研究。

上述结构扭曲的检测与识别中结构扭曲样本都较少,这是因为紊乱出现频率较低,在 MIAS 和 DDSM 数据集中样本数量都比较少。

为了解决样本数量不足的问题,这里我们运用迁移学习[204]的方法。传统的机器学习技术是从零开始学习每一个任务,而迁移学习技术则是尝试将一些以前的任务中学习到的知识迁移到目标任务,后者中仅有少量高质量训练数据。假设我们希望检测图像中的特定目标,比如自行车车轮,那么称自行车车轮为目标域,而我们有一个数据量更大且标记好的数据集,它的特点和自行车车轮类似,如摩托车车轮,把摩托车车轮称为源域。在摩托车车轮的基础上只要扩大半径或减小厚度就和自行车车轮类似,把利用摩托车车轮识别中的知识应用于自行车车轮检测的过程称为迁移学习。迁移学习的研究基于一个事实:人们可以利用已有的知识,以更快更好的解决方案解决新问题[205]。

在乳腺癌疾病中,部分恶性肿块和结构扭曲具有相似性,如图 13.1 所示,

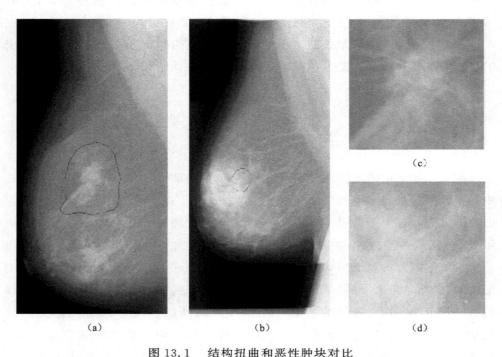

图 13.1　结构扭曲和恶性肿块对比

(a)一张包含结构扭曲区域的图片,(b)一张包含恶性肿块区域的图片,
(c)是(a)中结构扭曲区域放大的图片,(d)是(b)恶性肿块区域放大的图片

可以看出，二者的病变区域都比较高亮，且病变周围都有毛刺结构。因此，可以把恶性肿块的知识迁移到结构扭曲识别中。Pan 和 Yan[206] 对迁移学习进行了综述，他们提出，如果在一个感兴趣的领域有一个分类任务，而且该领域的样本数量不足以训练一个高质量的分类器。但是在另一个相关的问题领域有足够的训练数据，后者的数据可能是在不同的特征空间或遵循不同的数据分布。在这种情况下，迁移学习将大大提高学习的性能，可避免不能获取或烦琐的数据标记工作。文献[207]提出了自适应支持向量机(A-SVM)，其可以迁移部分源域中的样本到目标域，可克服目标域中样本很少的问题。Aytar 和 Zisserman[208] 把摩托车车轮作为源域，自行车车轮作为目标域进行迁移学习，结果表明这种方法是十分有效的。

本章介绍一种基于迁移学习技术在结构扭曲识别方法，即对于一个给定的感兴趣区域(ROI)，我们想准确地判断其是否包含结构扭曲。通过引入迁移学习，克服了结构扭曲数据集中样本数量不足的问题，同时提取了众多的结构扭曲特征。

13.2 方　　法

13.2.1 方法框架

方法流程如图 13.2 所示。分为训练和测试两个过程。训练过程：(1) 从 DDSM 中选取恶性肿块图片并根据专业医师标记的信息提取固定大小的 ROI 区域作为源域的正样本，选取结构扭曲假阳性样本作为源域的负样本；选取结构扭曲图片并根据专业医师标记的信息提取固定大小的 ROI 区域作为目标域的正样本。(2) 对选出的 ROI 区域进行特征提取。(3) 根据提取出的特征和分类标签训练 A-SVM。测试过程：(1) 从 DDSM 中选取结构扭曲的剩余图片；(2) 选择 ROI 区域并提取特征；(3) 把提取的特征放入 A-SVM 进行测试。

乳腺癌公开数据集中使用最广泛的是 Mini-MIAS 和乳腺钼靶摄影数字化数据库(DDSM)。由于 Mini-MIAS 数据集较小，只有 19 张乳房 X 射线照

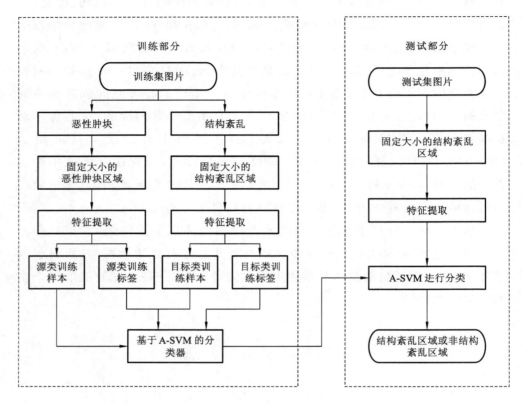

图 13.2 流程图

片包含结构扭曲,本章选用 DDSM 数据集。数据集的具体描述见实验部分。恶性肿块和结构扭曲很相似。从图 13.1 可以看出,恶性肿块和结构扭曲病变区域都比较高亮且周围有毛刺。这里,我们把恶性肿块作为源域,把结构扭曲作为目标域,用迁移学习来解决结构扭曲样本不足的问题。

13.2.2 特征提取

样本包括恶性肿块和结构扭曲以及结构扭曲的假阳性样本,具体的选择方式见实验部分。选定样本后,我们对每个区域提取基于 Gabor 的毛刺模式特征、灰度共生矩阵 GLCM 特征以及熵特征。

基于 Gabor 的毛刺模式特征:Gabor 函数是一个被复正弦函数调制的高

斯函数。数学表达式为

$$h(x,y) = g(x',y')\exp[2\pi j(Ux+Vy)] \quad (13.1)$$

$$g(x,y) = \frac{1}{2\pi\sigma_x\sigma_y}\exp\left[-\frac{1}{2}\left(\frac{x^2}{\sigma_x^2}+\frac{y^2}{\sigma_y^2}\right)\cos(2\pi f_0 x)\right] \quad (13.2)$$

其中，$\begin{bmatrix}x'\\y'\end{bmatrix} = \begin{bmatrix}\cos\alpha & \sin\alpha\\-\sin\alpha & \cos\alpha\end{bmatrix}\begin{bmatrix}x\\y\end{bmatrix}$ 是空间域坐标旋转的结果，α 的范围是 $\left[-\frac{\pi}{2},\frac{\pi}{2}\right]$。$\sigma_x = \frac{\tau}{2\sqrt{2\ln 2}}$，$\sigma_y = l\sigma_x$，分别是水平方向和垂直方向的尺度参数。$f_0$ 是调整正弦函数的参数，其中 $f_0 = \frac{1}{\tau}$。Gabor 滤波会产生两个矩阵，一个是方向场矩阵，一个是幅值图矩阵。在 Gabor 生成的方向场矩阵和幅值图矩阵上，我们一共提取了 11 个毛刺模式特征，其中一些特征的计算如下[174]：

$$\text{ICS} = \sum_{i=1}^{P}\sum_{j=1}^{Q} M(i,j) \mid \cos[\theta(i,j)-\alpha(i,j)] \mid \quad (13.3)$$

$$\text{RWD} = \sum_{p=1}^{PQ}\sum_{q=1}^{PQ} \mid I_p - I_q \mid\mid r_p - r_q \mid \quad (13.4)$$

$$\text{RWD}_a = \sum_{p=1}^{PQ}\sum_{q=1}^{PQ} \mid \sin(\mid I_p - I_q \mid) \mid\mid r_p - r_q \mid \quad (13.5)$$

$$\text{AWD} = \sum_{p=1}^{PQ}\sum_{q=1}^{PQ} \mid I_p - I_q \mid\mid \sin(\mid \alpha_p - \alpha_q \mid) \mid \quad (13.5)$$

以上公式中，P 和 Q 是图像块的宽和高，$\theta(i,j)$ 是 Gabor 产生的方向场矩阵中 (i,j) 位置的值，$\alpha(i,j)$ 是一个相对于 ROI 中心的角度。$\alpha(i,j)$ 的范围是 $[-89°,90°]$。$M(i,j)$ 是 Gabor 产生的幅值图矩阵，I 表示像素的强度，r 表示距离 ROI 中心的距离。

GLCM 特征：灰度共生矩阵定义为从灰度级 i 的点离开按照某个固定位置关系 (d,θ) 达到规定的灰度级 j 的概率。其中 d 表示两个像素间的距离，θ 表示两个像素间的方向角，在这里，我们使用的距离是 $d = \{1\}$，$\theta = \{0°,45°,90°,135°\}$，也就是每个 ROI 区域算 4 个 GLCM 矩阵。每个 GLCM 包括 19 个特征，分别是自相关、对比度、相关性、聚类突出、聚类阴影、能量、熵、均匀性、最大概率、平方和、均值、方差的总和、熵的总和、方差的差异、熵的差异、信息测度的相关性（两个测度）、逆差归一化、逆矩归一化。因此，GLCM 相关特征共 $19 \times 4 = 76$ 个。

熵特征:用到了 Tsallis 熵和 Renyi 熵[203]。Tsallis 熵计算如下：

$$H_T(q) = \frac{1 - \sum_i p_i^q}{(q-1)} \quad (13.7)$$

上式中 $q = 8$。

Renyi 熵广泛用于纹理特征，定义如下：

$$H_R(q) = \frac{1}{(1-q)} \log_2 \left(\sum_i p_i^q \right) \quad (13.8)$$

上式中 $q = 2$。在每个 ROI 区域提取了 89 个特征，表 13.1 列出了用到的所有特征。

表 13.1　ROI 区域提取的特征

特征编号	特征名称	特征编号	特征名称
1-4	自相关	65-68	信息测度的相关性 2
5-8	对比度	69-72	逆差归一化
9-12	相关性	73-76	逆矩归一化
13-16	聚类突出	77	幅值图的 ICS
17-20	聚类阴影	78	强度图的 ICS
21-24	能量	79	幅值图的 RWD
25-28	熵	80	强度图的 RWD
29-32	均匀性	81	角度图的 RWD
33-36	最大概率	82	角度图的 AWD
37-40	平方和	83	幅值图的 AWD
41-44	均值的总和	84	强度图的 AWD
45-48	方差的总和	85	幅值图的 AWDES
49-52	熵的总和	86	强度图的 AWDES
53-56	方差的差异	87	角度图的 AWDES
57-60	熵的差异	88	Tsallis 熵
61-64	信息测度的相关性 1	89	Renyi 熵

13.2.3　迁移学习支持向量机

提取特征后，使用 A-SVM 进行分类，分类器是线性的且由模板向量 w

指定,使用得分函数 $w^T x$,x 是样本的特征向量。目的是通过少量目标域中的样本 x_i 和源域中的 w^s 来学习目标域的 w。我们引入了一个模型迁移支持向量机(SVM),即自适应支持向量机(A-SVM)[208]。

给定一个源域 D_S,一个训练任务 T_S,一个目标域 D_T 和一个学习任务 T_T,其中目标域 D_T 中有标签的训练样本很少,而源域中有大量的训练样本。迁移学习是使用 D_S 和 T_S 的知识进行迁移来提高 D_T 中的目标预测函数 $f_T(\cdot)$ 的性能,其中 $D_S \neq D_T$ 或 $T_S \neq T_T$。

为了提高 D_T 中的目标预测函数 $f_T(\cdot)$ 的性能,A-SVM 通过归一化学习模型 w^S 和 w^T 的距离来学习目标域中模型的 w^T,x_i 是训练样本,y_i 是相应的分类标签且 $y_i \in \{-1,1\}$,$l(x_i,y_i;w,b) = \max(0,1-y_i(w^T x_i + b))$ 是分类错误的损失函数。其最小化优化目标函数如下:

$$L_A = \min_{w,b} \| w - \Gamma w^S \|^2 + C \sum_i^N l(x_i, y_i; w, b) \qquad (13.9)$$

在公式(13.9)中,Γ 代表迁移归一化的数量,C 代表误分类的惩罚项系数,N 代表是样本个数。

A-SVM 就像调节 Γw^S 和 w 之间的一个弹簧,相当于从源域提供训练样本,迁移学习也可以理解为扩大正则项,假设 W^S 标准化为 l_2 范数等于 1,则有

$$\| W - \Gamma w^S \|^2 = \| w \|^2 - 2\Gamma \| w \| \cos\theta + \Gamma^2 \qquad (13.10)$$

在公式(13.10)中,$\| W \|^2$ 是传统支持向量机准则中的间距最大化,通过最大化 $-2\Gamma \| W \| \cos\theta$ 中的 $\cos\theta$,迁移项 $\| W \| \cos\theta$ 可以达到最大。

优化问题可以归结为一个二次规划问题:

$$\min_{z} z^T H z + f^T z$$
$$\text{s.t.} \quad Az \leqslant d \qquad (13.11)$$

其中,$z = [w^T, \zeta^T, b]^T \in R^{(M+N+1) \times 1}$ 是包含传统支持向量机中的 w,b 的一个列向量参数,M 是特征的个数,ζ 是训练样本的不等式约束中使用的松弛变量;当 $i = 1,\cdots,N$ 时,$y_i(w^T x_i + b) \geqslant 1 - \zeta_i$,$H = \begin{bmatrix} I^{M \times M} & 0 \\ 0 & 0 \end{bmatrix} \in R^{(M+N+1) \times (M+N+1)}$,$f = [-2\Gamma w^S, I_N, 0] \in R^{(M+N+1) \times 1}$,它包含了从源域学到的参数 w^S,$A = \begin{bmatrix} A_{11} & A_{12} & A_{13} \\ A_{21} & A_{22} & A_{23} \end{bmatrix} \in R^{(2N) \times (M+N+1)}$,$A_{11} = \begin{bmatrix} -y_1 x_1^T \\ \vdots \\ -y_N x_N^T \end{bmatrix} \in R^{N \times M}$,,$A_{12} = -I_{N \times N} \in$

$$\boldsymbol{R}^{N\times N}, \boldsymbol{A}_{13} = \begin{bmatrix} -y_1 \\ \vdots \\ -y_N \end{bmatrix} \in R^{N\times 1}, \boldsymbol{A}_{21} = 0_{N\times M} \in R^{N\times M}, \boldsymbol{A}_{22} = -\boldsymbol{I}_{N\times N} \in R^{N\times N}, \boldsymbol{A}_{23} =$$

$$0_{M\times 1} \in R^{M\times 1}. \boldsymbol{d} = \begin{bmatrix} \boldsymbol{d}_1 \\ \boldsymbol{d}_2 \end{bmatrix} \in R^{2N\times 1}, \boldsymbol{d}_1 = \begin{bmatrix} -1 \\ \vdots \\ -1 \end{bmatrix} \in R^{N\times 1}, \boldsymbol{d}_2 = \begin{bmatrix} 0 \\ \vdots \\ 0 \end{bmatrix} \in R^{N\times 1}.$$

矩阵 $\boldsymbol{A}$ 的前 N 行(包括[$\boldsymbol{A}_{11}$,$\boldsymbol{A}_{12}$,$\boldsymbol{A}_{13}$])和 $\boldsymbol{d}_1$ 对应于对训练样本的约束 $y_i(\boldsymbol{w}^T\boldsymbol{x}_i + b) \geqslant 1 - \zeta_i$。当 $i = 1, \cdots, N$ 时,矩阵 $\boldsymbol{A}$ 的第二个 N 行(包括[$\boldsymbol{A}_{21}$, $\boldsymbol{A}_{22}$,$\boldsymbol{A}_{23}$])和 $\boldsymbol{d}_2$ 对应于松弛变量约束 $\zeta_i \geqslant 0$。

A-SVM 中的优化问题可使用二次规划优化工具箱 MOSEK[209] 解决。获得参数向量 z 的值后,参数 w 和 b 的值可以直接从 z 中提取。

这里,我们的源域中有 231 个正样本和 231 个负样本,目标域中有 69 个正样本和 69 个负样本。使用 A-SVM 进行训练和分类。

13.3 实验结果

实验中的图像选自 DDSM 数据库,DDSM 中图像来自于美国的多个医疗机构,具有超过 2 500 例乳房 X 射线照片。病变区域的信息由专业医生进行了标记,其中包括异常的类型(结构扭曲、钙化或肿块)、边界轮廓和异常的良恶性。图片是在不同分辨率下扫描的,Lumisys 扫描仪的分辨率是 50 μm,Howtek 扫描仪的分辨率是 43.5 μm。本章使用的图像是其中用 Lumisys 扫描的子集。为了加快对图像的处理,将图像降采样到分辨率为 200 μm。

结构扭曲区域和结构扭曲的假阳性样本如图 13.3 所示。其中,结构扭曲区域是根据专业医师在 DDSM 数据集中标记的病变轮廓提取,采用固定大小为 201 px × 201 px。通过分析医生标注的结构扭曲轮廓,发现用长宽为 201 像素可以覆盖超过 90% 的样本,而且不会包含过多的非结构扭曲区域,减少了背景区域的影响。由于在结构扭曲检测中,对检测结果影响最大的是假阳性样本,所以非结构扭曲样本选取的是之前做过的结构扭曲检测实验中检测到的假阳性样本。

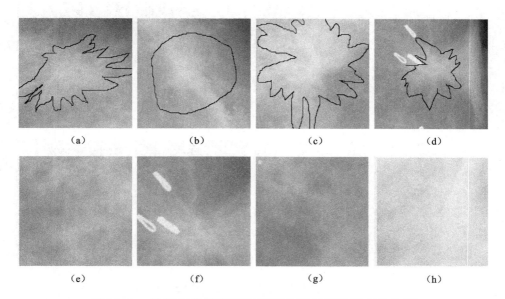

图 13.3　结构扭曲样本和结构扭曲的假阳性样本的比较
(a)(b)(c)(d) 结构扭曲样本的 ROI 区域,(e)(f)(g)(h) 非结构扭曲的 ROI 区域

图 13.4 是结构扭曲与恶性肿块的 Gabor 分析示例图。图 13.4(a) 和 (e) 是原始感兴趣区域 ROI 块,(b) 和 (f) 是医生标注的轮廓,(c) 和 (g) 是 Gabor 分析得到的方向场,(d) 和 (h) 是 Gabor 分析得到的幅值图。已知典型的良性肿块具有圆形、平滑且清晰的边界的特点,恶性肿瘤通常具有多刺、粗糙且模糊的边界的特点,和恶性肿块类似,结构扭曲也具有多刺的特点。从图中可以看出结构扭曲和恶性肿块比较相似,二者的病变区域比较亮且有毛刺结构。因此,可以使用恶性肿块样本作为源域,利用迁移学习对结构扭曲进行识别。因此,我们使用恶性肿块的 231 个正样本和 231 个负样本作为源域,69 个结构扭曲正样本和 69 个结构扭曲负样本作为目标域。选取样本后,对这些样本进行特征提取。表 13.2 列出了恶性肿块,结构扭曲和结构扭曲假阳性提取的部分特征值的平均值,从表中可以看出,恶性肿块和结构扭曲对应的特征值比较接近,而假阳性结构扭曲的值与二者相差较大,从而验证了使用恶性肿块作为源域,进行迁移学习实现结构扭曲识别的合理性。

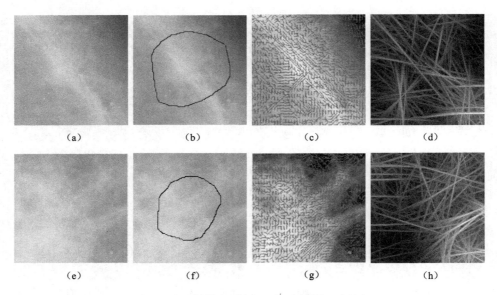

图 13.4　结构扭曲和恶性肿块的示例图

(a) 结构扭曲可疑区域,(b) 由放射科医生标记的结构扭曲病变区域,(c) 是(a) 通过 Gabor 滤波产生的方向场图,(d) 是(a) 通过 Gabor 滤波产生的幅值图,(e) 恶性肿块可疑区域,(f) 由放射科医生标记的恶性肿块病变区域,(g) 是(e) 通过 Gabor 滤波产生的方向场图,(h) 是(e) 通过 Gabor 滤波产生的幅值图

表 13.2　结构扭曲、恶性肿块和假阳性结构扭曲的部分特征值的均值和标准差

特征名称	结构扭曲	恶性肿块	假阳性结构扭曲
自相关	326.132 3(40)	324.929 6(42)	92.151 2(21)
聚类突出	−9.261 0(0.101 2)	−12.141 2(0.135 6)	−5.382 0(0.124 5)
聚类阴影	0.441 0(0.002 3)	0.411 2(0.001 5)	0.161 3(0.000 8)
方差的和	10.631 6(0.494 4)	9.485 6(0.639 8)	4.476 2(0.481 9)
角度图的 AWD	2.775 8(0.015 6)	2.561 6(0.038 9)	0.679 7(0.054 8)
幅值图的 AWD	0.171 3(0.016 5)	0.195 5(0.021 1)	0.383 5(0.004 5)
Tsallis 熵	0.403 9(0.000 6)	0.403 4(0.003 4)	0.354 9(0.003 9)
强度图的 AWD	0.141 9(0.032 7)	0.128 3(0.042 2)	0.079 0(0.041 6)
Renyi 熵	3.615 0(0.523 7)	3.480 5(0.542 001)	2.254 1(0.320 2)

训练与测试中我们保持正负样本数比例为 1∶1。迁移学习的结果如表

13.3所示,记录的是用不同数量的结构扭曲样本做训练集10次运行的平均结果。从表13.3可以看出,当只有一个训练样本时,使用迁移学习的准确率是83.33%,而没有使用迁移学习的结果是69.11%,这表明使用迁移学习后起点较高。当训练样本达到50个时,使用迁移学习的准确率是91.67%,而没有使用迁移学习的结果是84.26%。

表 13.3 迁移学习和非迁移学习的比较

样本个数	1	4	8	14	20	30	50
非迁移学习	69.11%	71.61%	80.22%	81.33%	81.89%	83.56%	84.26%
迁移学习	83.33%	88.06%	90.28%	91.34%	91.00%	91.65%	91.67%

我们用 A-SVM 与其他结构扭曲检测识别论文中所用的分类器进行了对比,在文献[174]中使用了 Bayesian 分类器,在文献[210]中使用了 FLDA+KNN 分类器。图 13.5 是不同样本个数下不同分类器的分类准确率,可看出 Bayesian 方法与 FLDA+KNN 方法性能相似,而使用 A-SVM 可以得到更好的分类效果。也就是说,本章提出的方法是可行的。

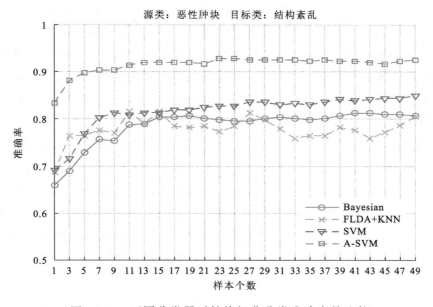

图 13.5 不同分类器对结构扭曲分类准确度的比较

用 TP,TN,FP,FN 分别表示真阳性,真阴性,假阳性,假阴性。分类器的分类性能使用以下三个度量标准:准确率 $= \frac{TP+TN}{TP+TN+FP+FN}$,敏感度 $= \frac{TP}{TP+FN}$,特异性 $= \frac{TN}{TN+FP}$。选择目标域中 70% 的结构扭曲样本和 70% 的伪正作为训练集,剩余的 30% 作为测试集,记录 10 次随机划分样本后实验结果的平均准确率。Bayesian 方法、FLDA+KNN、SVM 和 A-SVM 的分类性能如表 13.4 所示,从表 13.4 可以看出,相比基本的 SVM,使用 A-SVM 以后分类的准确率,敏感度和特异性分别提高了 7.41%,9.3% 和 5.55%。

表 13.4　不同分类器分类效果比较

方法	准确率	敏感度	特异性
A-SVM	91.67%	90.78%	92.59%
SVM	84.26%	81.48%	87.04%
FLDA+KNN	80.51%	79.40%	81.40%
Bayesian	80.67%	80.93%	79.84%

由图 13.5 可看到:(1) 随着目标域样本数量的增加,SVM 和 A-SVM 的信息量也在增加,分类准确率呈上升趋势 A-SVM 在目标域样本达到 13 个时分类准确度趋于稳定,而 SVM 在目标域样本数达到 27 个时才趋于稳定。(2) 当目标域样本数量较少时,迁移学习算法的效果更加显著,这表明,当目标域训练集数量过少不足以获得一个较好分类器时,这些有用的知识可以帮助目标域获得较好的分类器。

从图 13.6 和图 13.7 可以看出,在训练样本数量分别为 5 时,使用迁移学习后的 A_z 值分别达到 0.929 8。没使用迁移性学习的 A_z 值为 0.793 7,使用迁移学习后的 A_z 提高了 0.136 1。当训练样本数量分别为 25 时,使用迁移学习后的 A_z 值分别达到 0.957 1。没使用迁移性学习的 A_z 值为 0.856 6,使用迁移学习后的 A_z 提高了 0.100 5。这表明,使用迁移学习后具有更好的分类效果,尤其是在训练样本较少时迁移学习的效果更明显。

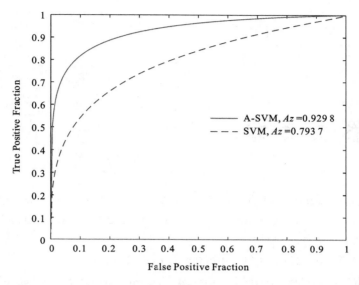

图 13.6　SVM 和 A-SVM 在训练样本为 5 时的 ROC 曲线

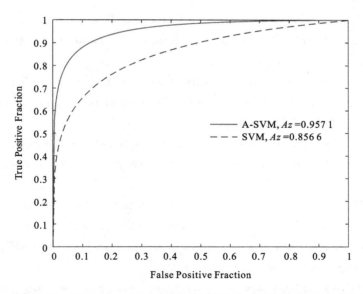

图 13.7　SVM 和 A-SVM 在训练样本为 25 时的 ROC 曲线

参 考 文 献

[1] Ferlay J, Soerjomataram I, Dikshit R, et al. Cancer incidence and mortality worldwide: Sources, methods and major patterns in GLOBOCAN 2012, International Journal of Cancer, 2015, vol. 136, pp. E359-E386.

[2] 刘君,方志沂. 乳腺癌的早期诊断,中国全科医学,2002,vol. 5.

[3] Pisano E D, Gatsonis C, Hendrick E, et al. Diagnostic performance of digital versus film mammography for breast-cancer screening, New England Journal of Medicine, 2005, vol. 353, pp. 1773-1783.

[4] Berg W A, Gutierrez L, NessAiver M S, et al. Diagnostic Accuracy of Mammography, Clinical Examination, US, and MR Imaging in Preoperative Assessment of Breast Cancer1, Radiology, 2004, vol. 233, pp. 830-849.

[5] Tang J, Rangayyan R M, Xu J, et al. Computer-aided detection and diagnosis of breast cancer with mammography: recent advances, IEEE Transactions on Information Technology in Biomedicine, 2009, vol. 13, pp. 236-251.

[6] Rangayyan R M, Ayres F J, Desautels J L. A review of computer-aided diagnosis of breast cancer: Toward the detection of subtle signs, Journal of the Franklin Institute, 2007, vol. 344, pp. 312-348.

[7] DDSM. http://marathon.csee.usf.edu/ Mammography/Database.html. Available: http://marathon.csee.usf.edu/Mammography/Database.html[1998]

[8] Suckling J, Boggis CRM, Hutt I. Mammographic image analysis society(MIAS) database, http://peipa.essex.ae.uk/ipa/pix/mias. [2009-4-5.]

[9] Moreira I C, Amaral I, Domingues I, et al. INbreast: toward a full-field digital mammographic database, Academic radiology, 2012, vol. 19, pp. 236-248.

[10] Moura D C, López M A G. An evaluation of image descriptors combined with clinical data for breast cancer diagnosis, International journal of computer assisted radiology and surgery,

2013,vol. 8,pp. 561-574.

[11] 肖凤,孙朝越. 乳腺癌的危险因素及预后分析,中国基层医药,2004,vol. 11,pp. 1258-1260.

[12] 中国抗癌协会乳腺癌专业委员会. 中国抗癌协会乳腺癌诊治指南与规范（2015 版）,中国癌症杂志,2015,vol. 25,pp. 692-754.

[13] Gupta R,Undrill P. The use of texture analysis to delineate suspicious masses in mammography,Physics in Medicine and Biology,1995,vol. 40,p. 835.

[14] Lure F Y,Jones P W,Gaborski R S. Multiresolution unsharp masking technique for mammogram image enhancement,Medical Imaging 1996,1996,pp. 830-839.

[15] Kim J K,Park J M,Song K S,et al. Adaptive mammographic image enhancement using first derivative and local statistics,IEEE Transactions on medical imaging,1997,vol. 16, pp. 495-502.

[16] Rangayyan R M,Shen L,Shen Y,et al. Improvement of sensitivity of breast cancer diagnosis with adaptive neighborhood contrast enhancement of mammograms,Information Technology in Biomedicine,IEEE Transactions on,1997,vol. 1,pp. 161-170.

[17] Sahba F,Venetsanopoulos A. Contrast enhancement of mammography images using a fuzzy approach,Engineering in Medicine and Biology Society,EMBS 2008. 30th Annual International Conference of the IEEE,2008,pp. 2201-2204.

[18] Morrow W M,Paranjape R B,Rangayyan R M,et al. Region-based contrast enhancement of mammograms,Medical Imaging,IEEE Transactions on,1992,vol. 11,pp. 392-406.

[19] Konstantinides K,Bhaskaran V,Beretta G. Image sharpening in the JPEG domain,Image Processing,IEEE Transactions on,1999,vol. 8,pp. 874-878.

[20] Bhasharan V,Konstantinides K,Beretta G. Text and image sharpening of scanned images in the JPEG domain,Image Processing, Proceedings. ,International Conference on,1997, pp. 326-329.

[21] Marichal X, Ma W Y,Zhang H J. Blur determination in the compressed domain using DCT information,Image Processing,ICIP 99. Proceedings. 1999 International Conference on, 1999,pp. 386-390.

[22] Tang J,Kim J,Peli E. Image enhancement in the JPEG domain for people with vision impairment,Biomedical Engineering,IEEE Transactions on,2004,vol. 51,pp. 2013-2023.

[23] Tang J,Peli E,Acton S. Image enhancement using a contrast measure in the compressed domain,Signal Processing Letters,IEEE,2003,vol. 10,pp. 289-292.

[24] Liu X,Sun Q,Tang J. An image enhancement technique in the DCT domain for cancer detection,in Signals,Systems and Computers,2008 42nd Asilomar Conference on,2008,

pp. 1905-1909.

[25] Elsherif M S, Elsayad A. Wavelet packet denoising for mammogram enhancement, Circuits and Systems, MWSCAS 2001. Proceedings of the 44th IEEE 2001 Midwest Symposium on, 2001, pp. 180-183.

[26] Chang C M, Laine A. Coherence of multiscale features for enhancement of digital mammograms, IEEE Transactions on Information Technology in Biomedicine, 1999, vol. 3, pp. 32-46.

[27] Jiang J, Yao B, Wason A. Integration of fuzzy logic and structure tensor towards mammogram contrast enhancement, Computerized Medical Imaging and Graphics, 2005, vol. 29, pp. 83-90.

[28] Tang J, Liu X, Sun Q. A direct image contrast enhancement algorithm in the wavelet domain for screening mammograms, IEEE Journal of Selected Topics in Signal Processing, 2009, vol. 3, pp. 74-80.

[29] Laine A F, Schuler S, Fan J, et al. Mammographic feature enhancement by multiscale analysis, IEEE Transactions on Medical Imaging, 1994, vol. 13, pp. 725-740.

[30] Mekle R, Laine A. F, Smith S, et al. Evaluation of a multiscale enhancement protocol for digital mammography, International Symposium on Optical Science and Technology, 2000, pp. 1038-1049.

[31] Kim J K, Park J M, Song K S, et al. Adaptive mammographic image enhancement using first derivative and local statistics, IEEE Transactions on Medical Imaging, 1997, vol. 16, pp. 495-502.

[32] Ramírez-Cobo P, Vidakovic B. A 2D wavelet-based multiscale approach with applications to the analysis of digital mammograms, Computational Statistics & Data Analysis, 2013, vol. 58, pp. 71-81.

[33] El-Naqa I, Yang Y, Wernick M N, et al. A support vector machine approach for detection of microcalcifications, IEEE Transactions on Medical Imaging, 2002, vol. 21, pp. 1552-1563.

[34] Ge J, Sahiner B, Hadjiiski L M, et al. Computer aided detection of clusters of microcalcifications on full field digital mammograms, Medical physics, 2006, vol. 33, pp. 2975-2988.

[35] Tiedeu A, Daul C, Kentsop A, et al. Texture-based analysis of clustered microcalcifications detected on mammograms, Digital Signal Processing, 2012, vol. 22, pp. 124-132.

[36] Oliver A, Torrent A, LladóX, et al. Automatic microcalcification and cluster detection for digital and digitised mammograms, Knowledge-Based Systems, 2012, vol. 28, pp. 68-75.

[37] Liu X, Tang J, Xiong S, et al. A multiscale contrast enhancement algorithm for breast cancer detection using Laplacian Pyramid, Information and Automation, ICIA'09. International Conference on, 2009, pp. 1167-1171.

[38] Lewis A S, Knowles G. Image compression using the 2-D wavelet transform, IEEE Transactions on image Processing, 1992, vol. 1, pp. 244-250.

[39] Burt P, Adelson E. The Laplacian pyramid as a compact image code, IEEE Transactions on communications, 1983, vol. 31, pp. 532-540.

[40] Petrick N, Chan H P, Sahiner B, et al. An adaptive density-weighted contrast enhancement filter formammographic breast mass detection, IEEE Transactions on Medical Imaging, 1996, vol. 15, p. 59 ~ 67.

[41] Dhawan A P, Buelloni G, Gordon R. Enhancement of mammographic features by optimal adaptive neighborhood image processing," Medical Imaging, IEEE Transactions on, 1986, vol. 5, pp. 8-15.

[42] Laine A, Fan J, Yang W. Wavelets for contrast enhancement of digital mammography, Engineering in Medicine and Biology Magazine, IEEE, 1995, vol. 14, pp. 536-550.

[43] Kegelmeyer W, Pruneda J M, Bourland P D, et al. Computer-aided mammographic screening for spiculated lesions, Radiology, 1994, vol. 191, pp. 331-337.

[44] Goldberg D E. Genetic algorithms in search, optimization, and machine learning. Addison-Wesley Longman Publishing Co. Inc. Boston, MA. 1989.

[45] John H. Holland, Adaptation in natural and artificial systems. Cambridge; MA, 1992.

[46] Sun Q, Tang J. A new contrast measure based image enhancement algorithm in the DCT domain, Systems, Man and Cybernetics, IEEE International Conference on, 2003, pp. 2055-2058.

[47] Tang J, Liu X, Sun Q. A direct image contrast enhancement algorithm in the wavelet domain for screening mammograms, Selected Topics in Signal Processing, IEEE Journal of, 2009, vol. 3, pp. 74-80.

[48] Wang Z, Bovik A C. A universal image quality index, Signal Processing Letters, IEEE, 2002, vol. 9, pp. 81-84.

[49] Mukherjee J, Mitra S K. Enhancement of color images by scaling the DCT coefficients, Image Processing, IEEE Transactions on, 2008, vol. 17, pp. 1783-1794.

[50] Heinlein P, Drexl J, Schneider W. Integrated wavelets for enhancement of microcalcifications in digital mammography, IEEE Transactions on medical imaging, 2003, vol. 22, pp. 402-413.

[51] Scharcanski J, Jung C R. Denoising and enhancing digital mammographic images for visual

screening, Computerized Medical Imaging and Graphics, 2006, vol. 30, pp. 243-254.

[52] Tang J, Liu X, Sun Q. A direct image contrast enhancement algorithm in the wavelet domain for screening mammograms, IEEE Journal of Selected Topics in Signal Processing, 2009, vol. 3, pp. 74-80.

[53] Pu T, Ni G. Contrast-based image fusion using the discrete wavelet transform, Optical Engineering, 2000, vol. 39, pp. 2075-2082.

[54] Peli E. Contrast in complex images, JOSA A, 1990, vol. 7, pp. 2032-2040.

[55] Malar E, Kandaswamy A, Chakravarthy D, et al. A novel approach for detection and classification of mammographic microcalcifications using wavelet analysis and extreme learning machine, Computers in biology and medicine, 2012, vol. 42, pp. 898-905.

[56] Suckling J, Parker J, Dance D, et al. The mammographic image analysis society digital mammogram database, Exerpta Medica. International Congress Series, 1994, pp. 375-378.

[57] 王志涛,龚瑞,朱力,等. 乳腺良恶性钙化的钼靶X射线特征分析,宁夏医学杂志,2016,vol. 38, pp. 35-36.

[58] Bankman I N, Nizialek T, Simon I, et al. Segmentation algorithms for detecting microcalcifications in mammograms, IEEE Transactions on Information Technology in Biomedicine, 1997, vol. 1, pp. 141-149.

[59] Pal N R, Pal K, Keller J M, et al. A possibilistic fuzzy c-means clustering algorithm, Fuzzy Systems, IEEE Transactions on, 2005, vol. 13, pp. 517-530.

[60] Wu X, Srihari R. Incorporating prior knowledge with weighted margin support vector machines, Proceedings of the tenth ACM SIGKDD international conference on Knowledge discovery and data mining, 2004, pp. 326-333.

[61] Soltanian-Zadeh H, Rafiee-Rad F, Pourabdollah-Nejad S D. Comparison of multiwavelet, wavelet, Haralick, and shape features for microcalcification classification in mammograms, Pattern Recognition, 2004, vol. 37, pp. 1973-1986.

[62] Liu X, Tang J. Mass Classification in Mammograms Using Selected Geometry and Texture Features, and a New SVM-Based Feature Selection Method, IEEE Systems Journal, 2014, vol. PP, pp. 1-11.

[63] Tang J, Liu X. Classification of breast mass in mammography with an improved level set segmentation by combining morphological features and texture features, Multi Modality State-of-the-Art Medical Image Segmentation and Registration Methodologies, ed: Springer, 2011, pp. 119-135.

[64] Mudigonda N R, Rangayyan R M, Desautels J L. Gradient and texture analysis for the

classification of mammographic masses, Medical Imaging, IEEE Transactions on, 2000, vol. 19, pp. 1032-1043.

[65] Mallat S. A wavelet tour of signal processing. Burlington, MA. Academic press, 1999.

[66] Kallergi M, Carney G M, Gaviria J. Evaluating the performance of detection algorithms in digital mammography, Medical physics, 1999, vol. 26, pp. 267-275.

[67] Nunes F L, Schiabel H, Goes, C E. Contrast enhancement in dense breast images to aid clustered microcalcifications detection, Journal of digital imaging, 2007, vol. 20, pp. 53-66.

[68] Papadopoulos A, Fotiadis D I, Costaridou L. Improvement of microcalcification cluster detection in mammography utilizing image enhancement techniques, Computers in biology and medicine, 2008, vol. 38, pp. 1045-1055.

[69] Linguraru M G, Marias K, English R, et al. A biologically inspired algorithm for microcalcification cluster detection, Medical image analysis, 2006, vol. 10, pp. 850-862.

[70] Ge J, Hadjiiski L M, Sahiner B, et al. Computer-aided detection system for clustered microcalcifications: comparison of performance on full-field digital mammograms and digitized screen-film mammograms, Physics in medicine and biology, 2007, vol. 52, p. 981.

[71] Mudigonda N R, Rangayyan R, Desautels J E L. Gradient and texture analysis for the classification of mammographic masses, Medical Imaging, IEEE Transactions on, 2000, vol. 19, pp. 1032-1043.

[72] Kilday J, Palmieri F, Fox M D. Classifying mammographic lesions using computerized image analysis, Medical Imaging, IEEE Transactions on, 1993, vol. 12, pp. 664-669.

[73] Shi J, Sahiner B, Chan H P, et al. Characterization of mammographic masses based on level set segmentation with new image features and patient information, Medical Physics, 2008, vol. 35, p. 280.

[74] Rangayyan R M, Mudigonda N R, Desautels J E L. Boundary modelling and shape analysis methods for classification of mammographic masses, Medical and Biological Engineering and Computing, 2000, vol. 38, pp. 487-496.

[75] Guliato D, De Carvalho J D, Rangayyan R M, et al. Feature extraction from a signature based on the turning angle function for the classification of breast tumors, Journal of Digital Imaging, 2008, vol. 21, pp. 129-144.

[76] Huo Z, Giger M L, Vyborny C J, et al. Analysis of spiculation in the computerized classification of mammographic masses, Medical Physics, 1995, vol. 22, p. 1569.

[77] Kobatake H, Yoshinaga Y. Detection of spicules on mammogram based on skeleton analysis, Medical Imaging, IEEE Transactions on, 1996, vol. 15, pp. 235-245.

[78] Zheng B, Good W F, Armfield D R, et al. Performance change of mammographic CAD schemes optimized with most-recent and prior image databases, Academic radiology, 2003, vol. 10, pp. 283-288.

[79] Lou S, Lin H, Lin K, et al. Automatic breast region extraction from digital mammograms for PACS and telemammography applications, Computerized Medical Imaging and Graphics, 2000, vol. 24, pp. 205-220.

[80] Petrick N, Chan H P, Sahiner B, et al. Combined adaptive enhancement and region-growing segmentation of breast masses on digitized mammograms, Medical Physics, 1999, vol. 26, p. 1642.

[81] Qi H, Snyder W E. Lesion detection and characterization in digital mammography by Bezier histograms, Medical Imaging'99, 1999, pp. 1521-1526.

[82] Guliato D, Rangayyan R M, Carnielli W A, et al. Segmentation of breast tumors in mammograms by fuzzy region growing, Engineering in Medicine and Biology Society, Proceedings of the 20th Annual International Conference of the IEEE, 1998, pp. 1002-1005.

[83] Li H, Kallergi M, Clarke L, et al. Markov random field for tumor detection in digital mammography, Medical Imaging, IEEE Transactions on 1995, vol. 14, pp. 565-576.

[84] Li H, Wang Y, Liu K J R, et al. Computerized radiographic mass detection. I. Lesion site selection by morphological enhancement and contextual segmentation, Medical Imaging, IEEE Transactions on, 2001, vol. 20, pp. 289-301.

[85] Liu S, Babbs C F, Delp E J. Multiresolution detection of spiculated lesions in digital mammograms, Image Processing, IEEE Transactions on, 2001, vol. 10, pp. 874-884.

[86] Lai S M, Li X, Biscof W. On techniques for detecting circumscribed masses in mammograms, Medical Imaging, IEEE Transactions on, 1989, vol. 8, pp. 377-386.

[87] Vapnik V. The nature of statistical learning theory. New York. springer, 1999.

[88] Meir R, Rätsch G. An introduction to boosting and leveraging, Advanced lectures on machine learning, 2003, pp. 118-183.

[89] Gao X, Wang Y, Li X, et al. On combining morphological component analysis and concentric morphology model for mammographic mass detection, Information Technology in Biomedicine, IEEE Transactions on, 2010, vol. 14, pp. 266-273.

[90] 王颖,李洁,高新波. 基于 MCA 的乳腺 X 线图像中肿块的自适应检测方法,电子学报, 2011, vol. 39, pp. 525-530.

[91] Jiang L, Song E, Liu J, et al. Automated detection of breast mass spiculation levels and evaluation of scheme performance, Academic radiology, 2008, vol. 15, p. 1534.

[92] 曹颖,郝欣,朱晓恩,等. 基于自动随机游走的乳腺肿块分割算法,浙江大学学报:工学版,2011,vol. 45,pp. 1753-1760.

[93] Pohlman S, Powell K A, Obuchowski N A, et al. Quantitative classification of breast tumors in digitized mammograms, Medical Physics, 1996, vol. 23, p. 1337.

[94] Hadjiiski L, Sahiner B, Chan H P, et al. Classification of malignant and benign masses based on hybrid ART2LDA approach, Medical Imaging, IEEE Transactions on, 1999, vol. 18, pp. 1178-1187.

[95] Sahiner B, Chan H P, Petrick N, et al. Computerized characterization of masses on mammograms: The rubber band straightening transform and texture analysis, Medical Physics, 1998, vol. 25, p. 516.

[96] Sahiner B, Chan H P, Petrick N, et al. Improvement of mammographic mass characterization using spiculation measures and morphological features, Medical Physics, 2001, vol. 28, p. 1455.

[97] 徐伟栋. 乳腺 X 线图像的计算机辅助诊断技术研究. 杭州:浙江大学,2006.

[98] Cheng H, Shi X, Min R, et al. Approaches for automated detection and classification of masses in mammograms, Pattern recognition, 2006, vol. 39, pp. 646-668.

[99] Yezzi J A, Tsai A, Willsky A. A statistical approach to snakes for bimodal and trimodal imagery, Computer Vision, The Proceedings of the Seventh IEEE International Conference on, 1999, pp. 898-903.

[100] Chan T F, Vese L A. Active contours without edges, Image processing, IEEE transactions on, 2001, vol. 10, pp. 266-277.

[101] Liu X, Liu J, Zhou D, et al. A benign and malignant mass classification algorithm based on an improved level set segmentation and texture feature analysis, Bioinformatics and Biomedical Engineering (iCBBE), 2010 4th International Conference on, 2010, pp. 1-4.

[102] Li C, Kao C Y, Gore J C, et al. Minimization of region-scalable fitting energy for image segmentation, IEEE Transactions on Image Processing, 2008, vol. 17, pp. 1940-1949.

[103] Lankton S, Tannenbaum A. Localizing region-based active contours. Image Processing, IEEE Transactions on, 2008, vol. 17, pp. 2029-2039.

[104] Shen L, Rangayyan R M, Desautels J E L. Application of shape analysis to mammographic calcifications, Medical Imaging, IEEE Transactions on, 1994, vol. 13, pp. 263-274.

[105] Mundra P A, Rajapakse J C. SVM-RFE with MRMR filter for gene selection, NanoBioscience, IEEE Transactions on, 2010, vol. 9, pp. 31-37.

[106] Peng H, Long F, Ding C. Feature selection based on mutual information criteria of

max-dependency, max-relevance, and min-redundancy, Pattern Analysis and Machine Intelligence, IEEE Transactions on, 2005, vol. 27, pp. 1226-1238.

[107] Cover T M, Thomas J A. Elements of information theory: John Wiley & Sons. New York, 2012.

[108] Cristianini N, Shawe-Taylor J. An introduction to support vector machines and other kernel-based learning methods: Cambridge. Cambridge university press, 2000.

[109] 邓乃扬, 田英杰. 数据挖掘中的新方法: 支持向量机. 北京: 科学出版社, 2004.

[110] Mudigonda N R, Rangayyan R M, Leo D J. Detection of breast masses in mammograms by density slicing and texture flow-field analysis, Medical Imaging, IEEE Transactions on, 2001, vol. 20, pp. 1215-1227.

[111] Haris K, Efstratiadis S N. M N. Watershed-based image segmentation with fast region merging, IEEE International Conference on Image Processing, 1998, pp. 338-342.

[112] Vincent L, Soille P. Watersheds in Digital Spaces: An Efficient Algorithm Based on Immersion Simulations, IEEE Transactions on Pattern Analysis and Machine Intelligence, 1991.

[113] Haris K, Efstratiadis S N, Maglaveras N, et al. Hybrid image segmentation using watersheds and fast region merging, Image Processing, IEEE Transactions on, 1998.

[114] 章毓晋. 图像处理. 第二版. 北京: 清华大学出版社, 2006.

[115] Perona P, Malik J. Scale-space and edge detection using anisotropic diffusion, Pattern Analysis and Machine Intelligence, IEEE Transactions on, 1990.

[116] Oliver A, Freixenet J, Marti J, et al. A review of automatic mass detection and segmentation in mammographic images, Medical image analysis, 2010, vol. 14, pp. 87-110.

[117] Bator M, Nieniewski M. Detection of cancerous masses in mammograms by template matching: Optimization of template brightness distribution by means of evolutionary algorithm, Journal of digital imaging, 2012, vol. 25, pp. 162-172.

[118] Timp S, Karssemeijer N, A new 2D segmentation method based on dynamic programming applied to computer aided detection in mammography, Medical physics, vol. 2004, 31, pp. 958-971.

[119] Sheshadri H, Kandaswamy A. Detection of breast cancer tumor based on morphological watershed algorithm, ICGST-GVIP Journal, 2005, vol. 5, pp. 2009-2011.

[120] Dominguez A R, Nandi A K. Detection of masses in mammograms via statistically based enhancement, multilevel-thresholding segmentation, and region selection, Computerized Medical Imaging and Graphics, 2008, vol. 32, pp. 304-315.

[121] Székely N, Tóth N, Pataki B. A hybrid system for detecting masses in mammographic images, IEEE Transactions on Instrumentation and Measurement, 2006, vol. 55, pp. 944-952.

[122] Zhen L, Chan A K. An artificial intelligent algorithm for tumor detection in screening mammogram, IEEE transactions on medical imaging, 2001, vol. 20, pp. 559-567.

[123] Eltonsy N H, Tourassi G D, Elmaghraby A S. A concentric morphology model for the detection of masses in mammography, IEEE Transactions on Medical Imaging, 2007, vol. 26, pp. 880-889.

[124] Wang D, Shi L, Heng P A Automatic detection of breast cancers in mammograms using structured support vector machines, Neurocomputing, 2009, vol. 72, pp. 3296-3302.

[125] Ramirez-Villegas J F, Ramirez-Moreno D F. Wavelet packet energy, Tsallis entropy and statistical parameterization for support vector-based and neural-based classification of mammographic regions, Neurocomputing, 2012, vol. 77, pp. 82-100.

[126] Wang Z, Yu G, Kang Y, Breast tumor detection in digital mammography based on extreme learning machine, Neurocomputing, 2014, vol. 128, pp. 175-184.

[127] Kass M, Witkin A, Terzopoulos D. Snakes: Active contour models, International journal of computer vision, 1988, vol. 1, pp. 321-331.

[128] Te B G M, Karssemeijer N. Segmentation of suspicious densities in digital mammograms, Medical physics, 2001, vol. 28, pp. 259-266, 2001.

[129] Sahiner B, Petrick N, Chan H P, et al. Computer-aided characterization of mammographic masses: accuracy of mass segmentation and its effects on characterization, Medical Imaging, IEEE Transactions on, 2001, vol. 20, pp. 1275-1284.

[130] Yuan Y, Giger M L, Li H, et al. A dual-stage method for lesion segmentation on digital mammograms, Medical physics, 2007, vol. 34, pp. 4180-4193.

[131] Mille J. Narrow band region-based active contours and surfaces for 2D and 3D segmentation, Computer Vision and Image Understanding, 2009 vol. 113, pp. 946-965.

[132] Otsu N. A threshold selection method from gray-level histograms, Automatica, 1975, vol. 11, pp. 23-27.

[133] Kupinski M A, Giger M L, Automated seeded lesion segmentation on digital mammograms, IEEE Transactions on medical imaging, 1998, vol. 17, pp. 510-517.

[134] Kinnard L, Lo S C B, Makariou E, et al. Steepest changes of a probability-based cost function for delineation of mammographic masses: A validation study, Medical physics, 2004, vol. 31, pp. 2796-2810.

[135] Li C, Xu C, Gui C, et al. Distance regularized level set evolution and its application to image segmentation, IEEE transactions on image processing, 2010, vol. 19, pp. 3243-3254.

[136] Guo Z, Zhang L, Zhang D. A completed modeling of local binary pattern operator for texture classification, IEEE Transactions on Image Processing, 2010, vol. 19, pp. 1657-1663.

[137] Ojala T, Pietikainen M, Maenpaa T. Multiresolution gray-scale and rotation invariant texture classification with local binary patterns, IEEE Transactions on pattern analysis and machine intelligence, 2002, vol. 24, pp. 971-987.

[138] Akbani R, Kwek S, Japkowicz N. Applying support vector machines to imbalanced datasets, European conference on machine learning, 2004, pp. 39-50.

[139] Chawla N V, Bowyer K W, Hall L O, et al. SMOTE: synthetic minority over-sampling technique, Journal of artificial intelligence research, 2002, vol. 16, pp. 321-357.

[140] Chang C C, Lin C J. LIBSVM: a library for support vector machines, ACM Transactions on Intelligent Systems and Technology (TIST), 2011, vol. 2, p. 27.

[141] Ferrari R J, Rangayyan R M, Desautels J L, et al. Automatic identification of the pectoral muscle in mammograms, IEEE transactions on medical imaging, 2004, vol. 23, pp. 232-245.

[142] Chakraborty D P, Winter L. Free-response methodology: alternate analysis and a new observer-performance experiment, Radiology, 1990, vol. 174, pp. 873-881.

[143] Polakowski W E, Cournoyer D A, Rogers S K, et al. Computer-aided breast cancer detection and diagnosis of masses using difference of Gaussians and derivative-based feature saliency, IEEE transactions on medical imaging, 1997, vol. 16, pp. 811-819.

[144] Kom G, Tiedeu A, Kom M. Automated detection of masses in mammograms by local adaptive thresholding, Computers in Biology and Medicine, 2007, vol. 37, pp. 37-48.

[145] Te B G M, Karssemeijer N. Single and multiscale detection of masses in digital mammograms, IEEE transactions on medical imaging, 1999, vol. 18, pp. 628-639.

[146] Lai S M, Li X, Biscof W. On techniques for detecting circumscribed masses in mammograms, IEEE Transactions on Medical Imaging, 1989, vol. 8, pp. 377-386.

[147] Eltoukhy M M, Faye I, Samir B B. A comparison of wavelet and curvelet for breast cancer diagnosis in digital mammogram, Computers in Biology and Medicine, 2010, vol. 40, pp. 384-391.

[148] Guyon I, Weston J, Barnhill S, et al. Gene selection for cancer classification using support vector machines, Machine learning, 2002, vol. 46, pp. 389-422.

[149] Estévez P A, Tesmer M, Perez C A, et al. Normalized mutual information feature selection,

IEEE Transactions on Neural Networks, 2009, vol. 20, pp. 189-201.

[150] Mundra P A, Rajapakse J C. SVM-RFE with MRMR filter for gene selection, IEEE transactions on nanobioscience, 2010, vol. 9, pp. 31-37.

[151] Duan K B, Rajapakse J C, Wang H, et al. Multiple SVM-RFE for gene selection in cancer classification with expression data, IEEE transactions on nanobioscience, 2005, vol. 4, pp. 228-234.

[152] Chen Y W, Lin C J. Combining SVMs with various feature selection strategies, in Feature extraction, ed: Springer, 2006, pp. 315-324.

[153] Kira K, Rendell L A. The feature selection problem: Traditional methods and a new algorithm, AAAI, 1992, pp. 129-134.

[154] Robnik-Šikonja M, Kononenko I, The oretical and empirical analysis of ReliefF and RReliefF, Machine learning, vol. 53, pp. 23-69, 2003.

[155] Bezdek J C, Ehrlich R, Full W. FCM: The fuzzy c-means clustering algorithm, Computers & Geosciences, 1984, vol. 10, pp. 191-203.

[156] Chuang K S, Tzeng H L, Chen S, et al. Fuzzy c-means clustering with spatial information for image segmentation, computerized medical imaging and graphics, 2006, vol. 30, pp. 9-15.

[157] Shmilovici A. Support vector machines, Data Mining and Knowledge Discovery Handbook, ed: Springer, 2005, pp. 257-276.

[158] Dufrenois F, Noyer J C. Generalized eigenvalue proximal support vector machines for outlier description, Neural Networks (IJCNN), 2015 International Joint Conference on, 2015, pp. 1-9.

[159] Khemchandani R, Chandra S. Optimal kernel selection in twin support vector machines, Optimization Letters, 2009, vol. 3, pp. 77-88.

[160] Kumar M A, Gopal M. Least squares twin support vector machines for pattern classification, Expert Systems with Applications, 2009, vol. 36, pp. 7535-7543.

[161] Shao Y H, Zhang C H, Wang X B, et al. Improvements on twin support vector machines, IEEE Transactions on Neural Networks, 2011, vol. 22, pp. 962-968.

[162] Xu Y, Chen M, Yang Z, et al. V-twin support vector machine with Universum data for classification, Applied Intelligence, 2016, vol. 44, pp. 956-968.

[163] Yang Z M, He J Y, Shao Y H. Feature selection based on linear twin support vector machines, Procedia Computer Science, 2013, vol. 17, pp. 1039-1046.

[164] Guo J, Yi P, Wang R, et al. Feature selection for least squares projection twin support

vector machine,Neurocomputing,2014,vol. 144,pp. 174-183.

[165] Bai L,Wang Z,Shao Y H,et al. A novel feature selection method for twin support vector machine,Knowledge-Based Systems,2014,vol. 59,pp. 1-8.

[166] Nie F,Huang H,Cai X,et al. Efficient and robust feature selection via joint $\ell 2,1$-norms minimization,Advances in neural information processing systems,2010,pp. 1813-1821.

[167] Shao Y H,Zhang C H,Wang X B,et al. Improvements on twin support vector machines, Neural Networks,IEEE Transactions on,2011,vol. 22,pp. 962-968.

[168] Tian Y J,Ju X C. Nonparallel Support Vector Machine Based on One Optimization Problem for Pattern Recognition,Journal of the Operations Research Society of China,2015,vol. 3, pp. 499-519.

[169] Platt J C. 12 fast training of support vector machines using sequential minimal optimization,Advances in kernel methods,1999,pp. 185-208.

[170] Andersen E D,Andersen K D. The MOSEK interior point optimizer for linear programming:an implementation of the homogeneous algorithm,High performance optimization,ed:Springer,2000,pp. 197-232.

[171] Ayres F J ,R M Rangayyan. Detection of architectural distortion in mammograms using phase portraits,Medical Imaging 2004,2004,pp. 587-597.

[172] Banik S,Rangayyan R M,Desautels J L. Measures of angular spread and entropy for the detection of architectural distortion in prior mammograms,International journal of computer assisted radiology and surgery, 2013,vol. 8,pp. 121-134.

[173] Rangayyan R M,Ayres F J. Gabor filters and phase portraits for the detection of architectural distortion in mammograms,Medical and biological engineering and computing,2006,vol. 44,pp. 883-894.

[174] Rangayyan R M,Banik S,Chakraborty J,et al. Measures of divergence of oriented patterns for the detection of architectural distortion in prior mammograms,International journal of computer assisted radiology and surgery,2013,vol. 8,pp. 527-545.

[175] Rangayyan R M,Banik S,Desautels J L. Computer-aided detection of architectural distortion in prior mammograms of interval cancer,Journal of Digital Imaging,2010,vol. 23,pp. 611-631.

[176] Hara T,Makita T,Matsubara T,et al. Automated detection method for architectural distortion with spiculation based on distribution assessment of mammary gland on mammogram,International Workshop on Digital Mammography,2006,pp. 370-375.

[177] Ichikawa T,Matsubara T,Hara T,et al. Automated detection method for architectural

distortion areas on mammograms based on morphological processing and surface analysis, Medical Imaging 2004,2004,pp. 920-925.

[178] Matsubara T, Ichikawa T, Hara T, et al. Automated detection methods for architectural distortions around skinline and within mammary gland on mammograms, International Congress Series,2003,pp. 950-955.

[179] Guo Q, Shao J, Ruiz V F. Characterization and classification of tumor lesions using computerized fractal-based texture analysis and support vector machines in digital mammograms, International journal of computer assisted radiology and surgery,2009,vol. 4,pp. 11-25.

[180] Tourassi G D, Delong D M, Floyd J C E. A study on the computerized fractal analysis of architectural distortion in screening mammograms, Physics in medicine and biology,2006, vol. 51,p. 1299.

[181] Anand S, Rathna R A V. Architectural Distortion Detection in Mammogram using Contourlet Transform and Texture Features, International Journal of Computer Applications,2013,vol. 74.

[182] Nakayama R, Watanabe R, Kawamura T, et al. Computer-aided diagnosis scheme for detection of architectural distortion on mammograms using multiresolution analysis, Proceedings of the 21st International Congress and Exhibition on Computer Assisted Radiology and Surgery (CARS 2008),2008,pp. S418-S419.

[183] Nemoto M, Honmura S, Shimizu A, et al. A pilot study of architectural distortion detection in mammograms based on characteristics of line shadows, International journal of computer assisted radiology and surgery,2009,vol. 4,pp. 27-36.

[184] Khemchandani R, Chandra S. Twin support vector machines for pattern classification, IEEE Transactions on pattern analysis and machine intelligence,2007,vol. 29,pp. 905-910.

[185] 龚著琳,陈瑛,章鲁.用支持向量机检测乳腺 X 线影像中的结构扭曲,上海交通大学学报, 2009,pp. 1038-1042.

[186] 张胜君,陈后金,李艳凤,等.乳腺 X 线图像结构扭曲检测的研究,自动化学报,2014,vol. 40,pp. 1764-1772.

[187] Liu X, Mei M, Liu J, et al. Microcalcification detection in full-field digital mammograms with PFCM clustering and weighted SVM-based method, EURASIP Journal on Advances in Signal Processing,2015,vol. 2015,pp. 1-13.

[188] Liu X, Zeng Z. A new automatic mass detection method for breast cancer with false positive reduction, Neurocomputing,vol. 2015,152,pp. 388-402.

[189] Kamra A, Jain V, Singh S, et al. Characterization of Architectural Distortion in Mammograms Based on Texture Analysis Using Support Vector Machine Classifier with Clinical Evaluation, Journal of digital imaging, 2015, pp. 1-11.

[190] Matsubara T, Fukuoka D, Yagi N, et al. Detection method for architectural distortion based on analysis of structure of mammary gland on mammograms, International Congress Series, 2005, pp. 1036-1040.

[191] Duan K B, Rajapakse J C, Wang H, et al. Multiple SVM-RFE for gene selection in cancer classification with expression data, NanoBioscience, IEEE Transactions on, 2005, vol. 4, pp. 228-234.

[192] Otsu N. A threshold selection method from gray-level histogram, IEEE Transactions on Systems, Man and Cybernetics, 1979, vol. 9, pp. 62-66.

[193] A C o R (ACR). Illustrated breast imaging reporting and data system (BI-RADS), New York. ed. Reston, VA, 1998.

[194] Rangayyan R M, Banik S, Desautels J L. Detection of architectural distortion in prior mammograms using measures of angular dispersion, Medical Measurements and Applications Proceedings (MeMeA), 2012 IEEE International Symposium on, 2012, pp. 1-4.

[195] Manjunath B S, Ma W Y. Texture features for browsing and retrieval of image data, IEEE Transactions on pattern analysis and machine intelligence, 1996, vol. 18, pp. 837-842.

[196] Ayres F J, Rangayyan R M, Desautels J L. Analysis of oriented texture with applications to the detection of architectural distortion in mammograms, Synthesis Lectures on Biomedical Engineering, 2010, vol. 5, pp. 1-162.

[197] Banik S, Rangayyan R M, Desautels J L. Digital Image Processing and Machine Learning Techniques for the Detection of Architectural Distortion in Prior Mammograms, Machine Learning in Computer-Aided Diagnosis: Medical Imaging Intelligence and Analysis: Medical Imaging Intelligence and Analysis, 2012, p. 23.

[198] Rao A R. A taxonomy for texture description and identification. New York. Springer Science & Business Media, 2012.

[199] Rao A R, Jain R C. Computerized flow field analysis: Oriented texture fields, IEEE Transactions on Pattern Analysis and Machine Intelligence, 1992, vol. 14, pp. 693-709.

[200] Rao A R, Jain R C. Computerized flow field analysis: Oriented texture fields, IEEE Transactions on Pattern Analysis & Machine Intelligence, 1992, pp. 693-709.

[201] Gershenfeld N A. The nature of mathematical modeling. Cambridge. Cambridge university

press, 1999.

[202] Liu X, Tang J. Mass classification in mammograms using selected geometry and texture features, and a new SVM-based feature selection method, Systems Journal, IEEE, 2014, vol. 8, pp. 910-920.

[203] Banik S, Rangayyan R M, Desautels J L. Rényi entropy of angular spread for detection of architectural distortion in prior mammograms, Medical Measurements and Applications Proceedings (MeMeA), 2011 IEEE International Workshop on, 2011, pp. 609-612.

[204] 庄福振,罗平,何清,等. 迁移学习研究进展,软件学报,2015,vol. 26,pp. 26-39.

[205] Lu J, Behbood V, Hao P, et al. Transfer learning using computational intelligence: a survey, Knowledge-Based Systems, 2015, vol. 80, pp. 14-23.

[206] Pan S J, Yang Q. A survey on transfer learning, IEEE Transactions on knowledge and data engineering, 2010, vol. 22, pp. 1345-1359.

[207] Yang J, Yan R, Hauptmann A G. Adapting SVM classifiers to data with shifted distributions, Seventh IEEE International Conference on Data Mining Workshops (ICDMW 2007), 2007, pp. 69-76.

[208] Aytar Y, Zisserman A. Tabula rasa: Model transfer for object category detection, 2011 International Conference on Computer Vision, 2011, pp. 2252-2259.

[209] Andersen E D, Andersen K D. The MOSEK optimization tools manual, version 6.0, Available from http://www.mosek.com [Accessed on 2015], 2010.

[210] Singh B Jain V. Computer Aided Classification of Architectural Distortion in Mammograms Using Texture Features, Computer, 2015, vol. 1, p. 29952.